Projekt Sundere Kost

Sådan undgår du at sundhedsprojektet ryger i vasken

De 5 største fejl du begår, når du vil have familien til at spise sundt.

+ opskrifter til en sundere hverdag uden slik, cola mm.

Heidi Hviid

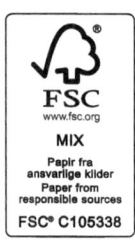

Forlag: Books on Demand – København, Danmark

Fremstilling: Books on Demand – Norderstedt, Tyskland

Bogen er fremstillet efter on-Demand-proces

ISBN 978-87-4301-292-4

Forord

Jeg har i mange år kæmpet for at få sundhedsprojektet til at lykkes og det gik op for mig, at jeg begik de samme fejl igen og igen.
Jeg kunne slet ikke se, at jeg ikke kom nogen vegne, jeg kørte bare i ring.
Jeg tænkte flere gange undervejs, at det var fordi jeg ikke var god nok til at trænge igennem og holde fast, og at jeg havde rygrad som en regnorm.
Og så syntes jeg ikke, at familien gjorde andet, end at modarbejde mig.

Jeg har derfor skrevet denne bog til dig, som kæmper for at få sundhedsprojektet til at lykkes, da det er min erfaring at rigtig mange laver de samme fejl, som jeg gjorde.

Det er mit håb at du, når du har læst bogen, kan undgå at lave de samme fejl og derved komme lettere og meget hurtigere i mål med sundhedsprojektet.

Rigtig god arbejdslyst.
Kærlig hilsen
Heidi Hviid
Kost Krop og Balance

De 5 største fejl du begår, når du vil have familien til at spise sundt.

1. Du forsøger at presse sundhedsprojektet ned over hovedet på hele familien.

2. Du synes at I skal være 100 % sunde fra starten.

3. Du laver regler og restriktioner.

4. Du køber eller laver sunde ting, som du kalder det samme, som den usunde variant.

5. Du italesætter hele tiden hvad du vil have I spiser, og kritiserer familien når de spiser noget andet.

Punkt 1:
Du forsøger at presse sundhedsprojektet ned over hovedet på hele familien.

Du beslutter egenrådigt og uden at spørge resten af familien, at fra nu af, skal I alle spise sundt.
Dette projekt er næsten dødsdømt fra starten hvis du ikke, som minimum, har fået din bedre halvdel med på ideen.

Da jeg lavede denne fejl, var det min mand, der modarbejdede mig allermest.

Der kommer ikke noget godt ud af, at presse sundhedsprojektet ned over hovedet på andre.
For hvad er det der sker, når man føler sig presset til noget?

Der kan ske 2 ting.

- De kan enten sige "det skal hun fandeme ikke bestemme" og blive sure og trodsige.

- Eller, de kan gå med på projektet, for husfredens skyld. Hvis du er heldig så holder det et par måneder, før det hele eksploderer.

Der kommer ikke noget godt ud af nogen af delene!

Løsningen

Løsningen afhænger af hvordan din familie er skruet sammen.

Har du en partner, en teenager, eller større børn, så er det vigtigt at du præsenterer ideen for dem. Fortæl hvorfor du gerne vil spise sundere og hvad projektet betyder for dig.

Er de med på ideen? De skal virkelig synes, at det er en god ide og gå helhjertede ind i projektet, og her mener jeg ikke bare, at de siger "ja ja, lad så bare prøve det".

Kan du mærke, at de har modstand på det, så sig "okay, vi lader det ligge, i behøver ikke at være med, men jeg vil spise sundere"

og så skal du kun starte med dig selv, fordi

Du kan ikke lave om på andre mennesker, med mindre de selv ønsker, at ændre det, som du gerne vil have dem til at lave om på.

Andre kan muligvis godt ændre det du ønsker, for din skyld, men hvis det ikke er en ændring de selv ønsker, så vil det ikke holde i længden.

For at ændre vores vaner og adfærd, så er vi nødt til at være virkeligt motiverede.

Der er to ting der kan drive motivationen: Frygt og nydelse.

Vores hjerne er skruet sådan sammen, at det gælder om, at undgå smerte af enhver art, både fysisk og følelsesmæssig smerte. Og at få så meget nydelse som muligt, ud af mindst muligt arbejde.

Hvor mange gange, er du ikke startet på en ny kur?
Du følte dig top motiveret, du syntes selv, at du havde de helt rigtige grunde, til at det skulle lykkes.
Du startede supergodt ud, din viljestyrke var helt i top, det hele kørte på skinner, du havde overskud og du nåede alt det, du havde sat dig for.
Lige indtil livet kom i vejen, ungerne var umulige, du havde en lortedag på arbejdet og skulle oven i købet arbejde over. Der kom en masse arbejds- og skolearrangementer, du var nødt til at deltage i, du havde pludselig en lang liste med alt det du skulle nå.
Du blev mega presset og så røg fokus fra kuren. Din reptilhjerne tog over og pludselig fandt du dig selv i gang med at spise alt det du "ikke måtte". Du var med et slag røget tilbage til alle dine gamle vaner.

Hvis din motivation ikke er drevet af frygt eller nydelse, så vil den ryge lige så snart, dit liv bliver for presset.

Det gælder også for din partner, teenager mm. Hvis det ikke er et mål de selv er motiverede for at nå, så vil de ikke kunne holde det, i det lange løb (med mindre de virkelig frygter dig, og det håber jeg sandelig ikke er tilfældet)!

Du kan ikke lave om på andre mennesker, du kan kun lave om på dig selv, så hvis du gerne vil have sundhedsprojektet til at lykkes, så skal du derfor starte, med dig selv og kun dig selv (med mindre de andre allerede er lige så motiverede som dig).

Hvis du f.eks. gerne vil have, at I spiser mere grønt og dyrker mere motion, så kan du starte med at lave lækkert grønt tilbehør til alle måltiderne og sætte skåle med gnavegrønt frem på bordet imellem måltiderne, til dig selv, (de andre må selvfølgelig også rigtigt gerne spise det) og du kan selv begynde at dyrke mere motion.

Lad endelig de andre gøre som de plejer, uden at kommentere på hvad de gør.

Du vil med tiden motivere de andre i familien til at prøve det samme som dig, når de ser hvor godt du får det. De ser at du blomstrer, får mere overskud og bliver gladere. Hvem vil ikke gerne opnå det ?

Punkt 2:
Du synes at I skal være 100 % sunde fra starten.

Den fælde er jeg røget i mange gange! For når det skulle være, så skulle det være ordentligt, og mindre end 100 % var bare ikke godt nok. Så det var alt det usunde, der skulle ud PÅ EN GANG.

Mange sætter en dato, eller siger at fra på mandag, skal vi leve sundt og så går de all in på nul sukker, hvidt brød, raffineret og præfabrikeret mad, nul kaffe og alkohol mm.

Men INGEN kan holde det i længden, og alle de forbud gør, at vi tænker meget mere, på det vi ikke må få.
Selv med den stærkeste viljestyrke kan du ikke holde det i længden, det går fint så længe du har overskud, men når du pludselig bliver udfordret af hverdagen, med deadlines, kø på motorvejen, børn der skal hentes og bringes, en sur chef og alt det andet der sker i dit liv så tager reptilhjernen over og du finder pludselig dig selv med munden fuld af kage, chips, Mc Donald's mm.
Og du kan lige så godt lade være, med at kæmpe imod, for det er bestemt af evolutionen at du skal gå efter det letteste, hurtigste
og mest kalorieholdige du kan få, når kroppen stresser.

Ydermere, så kan vores hjerne simpelthen ikke lide at vi laver for meget om på én gang, den vil altid forsøge at holde os fast i de gamle vaner, fordi det er usikkert, når vi bevæger os udenfor vores komfortzone.

Løsningen

For at få sundhedsprojektet til at holde på langt sigt, så er det nødvendigt at du tager det i små bidder. Kun på denne måde kan du, og ikke mindst din reptilhjerne, følge med.

Og selv de mindste skridt, i den rigtige retning er fantastiske.
Start med én ting ad gangen, skift f.eks. alt den hvide pasta og de polerede ris ud med fuldkornsprodukter.

Du kan også starte med kun at skifte 25 % af den hvide pasta ud med fuldkorns, og så langsomt over tid øge mængden, det kan gøre at børnene langsomt vænner sig til det.

Har du aldrig rigtigt spist frugt og grøntsager før, så start med at spise 100 eller 200 g. om dagen og sæt så langsomt mængden op. Starter du F.eks. med 200 g. så spis det hver dag og når det så ikke længere er en udfordring, så skruer du mængden op på 300 g. osv. Så vil du på et tidspunkt kunne spise 1 kg. frugt og grønt om dagen, uden at anstrenge dig.

Det vigtige her er, at du holder fokus på alt det du gerne vil have mere af i dit liv, det som nærer dig og gør dig glad.
Ved hele tiden at tilføje mere af det du gerne vil have, så bliver der mindre plads til det, du ikke vil have.

Og når først familien er kommet med på bølgen så gælder det selvfølgelig også om at få luget ud i alt det usunde, I har i skabene og få fyldt op med sunde valg.
Det er meget lettere at leve sundt, når skabene er fyldt med sunde ting.

Jeg tror de fleste børn ville vælge en skål slik frem for groft brød, en skål bær eller gulerodsstænger, hvis det stod ved siden af hinanden. Men hvis det kun er de sunde alternativer der er tilgængelige, vil de vælge det. Så gør dig selv den tjeneste at få luget ud i skabene. Smid alt det usunde ud og fyld skabene med sunde alternativer.

Lige i starten vil ungerne nok efterspørge de usunde varianter, men du vil blive overrasket over hvor hurtigt børn vænner sig til noget nyt.
Hvis du hver gang siger, at det vil du ikke længere købe, så holder de ret hurtigt op med at spørge.
Laver du derimod et slikskab, som f.eks. kun må tages af om fredagen så vil du opleve mange flere plagerier, for så længe det er i huset, så vil børnene opleve det som noget der er inden for rækkevidde.

Punkt 3:
Du laver regler med restriktioner.

Mange laver regler om hvad vi IKKE må, både for sig selv og for resten af familien.

Den fejl har jeg lavet virkelig mange gange

Du stiller en masse regler op for hvornår og hvor, du og resten af familien må spise og drikke forskellige ting.

Når man laver regler om at man f.eks. IKKE må drikke SÅ meget kaffe, men kun 1 kop kaffe om dagen, eller kun må spise kage 2 gange om ugen, så bliver vores tanker pludselig koncentreret omkring det, at drikke kaffe eller spise kage og så får vi meget mere lyst til det.

Regler med restriktioner øger fokus på det vi ikke vil have.
Det gør, at vi meget oftere tænker på det, for hvornår er det nu bedst, at drikke kaffen ?
Når jeg kun må få én kop kaffe, så skal det jo også være en kop, jeg VIRKELIG nyder og Øv, nu nåede jeg kun at drikke 2/3 inden jeg blev forstyrret, så gælder den måske ikke for en hel kop, eller hvad?
Jeg drak jo ikke hele koppen, kan jeg så ikke godt lave en kop mere? Sådan vil vores tanker hele tiden kredse omkring det vi IKKE må, og vi får derfor endnu mere lyst til en kop kaffe.

Der kan også ske det, at når man laver en regel, om at man f.eks. kun må spise kage, når man har gæster, så kan man meget hurtigt og helt ubevidst komme til at invitere gæster lidt oftere, og på den måde spise mere kage. Måske endda mere, end man ville have spist, uden reglen.

Da jeg for mange år siden boede på kollegium i Århus, var vi nogle stykker der syntes, at vi skulle skære ned på vores cigaret forbrug. (ja, jeg var ikke så sund dengang, men er heldigvis stoppet med cigaretterne, for mange år siden).
Vi aftalte derfor at vi kun måtte ryge når vi drak (alkohol), og efter noget tid gik det så lige pludselig op for os, at vi nu drak meget mere alkohol end vi gjorde, før vi lavede denne regel.
Så nu havde vi pludselig to dårlige vaner i stedet for en.

Løsningen

Jeg har altid godt kunne lide regler, specielt efter jeg fik børn!
Så har man ligesom noget at holde sig til og man risikerer ikke at det hele sejler. Og ikke mindst børnene, véd præcis hvor de har én, på denne måde undgår man mange plagerier og misforståelser.

Men hvis du laver regler, i forbindelse med sundhedsprojektet, så skal de handle om det du gerne vil have, de må ikke indeholde ordet IKKE, for det kan vores hjerne ikke forstå. Hvis jeg siger, "nu må du IKKE tænke på en stor lækker isvaffel", så er det netop det du tænker på, det du ser for dit indre blik.

Det gælder også, når du laver regler om at nu må du ikke spise kage mere, så tænker du på kage, og så får du mere lyst til kage.

Du skal i stedet lave reglen, så du tænker på alt det sunde, som du gerne vil have meget mere af i dit liv.

I stedet for at lave regler om, hvad du og familien IKKE må, så skal du finde ud af, hvad det er du gerne vil have at i gør i stedet.

Hvis du gerne vil drikke the i stedet for kaffe, så lav en regel om at du altid skal drikke mindst tre kopper the hver dag, før du drikker én kop kaffe eller hvis du elsker kage men gerne vil skære ned på sukkeret og det hvide mel, så lav en regel om, at du gerne må spise kage, hvis du i løbet af dagen har spist min. 1 kg grønt først.
På denne måde må du gerne drikke kaffe, og spise kage, men tro mig, det bliver ikke til mange kopper kaffe eller meget kage, for der er simpelhen ikke plads.

Er du ikke vant til at spise grønt, så skal du ikke starte med en regel der siger at du skal spise 1 kg. grønt før du spiser kage! Det må ikke blive uoverskueligt! Så du skal måske starte med 400 g. det kommer helt an på hvad dit udgangspunkt er.

Punkt 4:
Du køber eller laver sunde ting, som du kalder det samme, som den usunde variant fx. sund nutella.

Denne fejl har jeg lavet RIGTIG MANGE GANGE.
Jeg har forsøgt at lave alle mine børns livretter, i en sund version.

Jeg har fx. lavet flere varianter af sund Nutella, og de er blevet afvist hver gang. Ikke fordi det ikke smagte godt, for det gjorde det!

Men når jeg kommer til mine børn og siger "nu skal i smage denne her sunde Nutella" så sker der altid det samme!
Når jeg siger Nutella, så ser de med det samme, et glas Nutella for deres indre blik, og deres hjerne genkalder sig duften og smagen af Nutella.

Prøv det selv, du ved garanteret, præcis hvordan det ville dufte og smage, hvis du tog en skefuld Nutella i munden lige nu.

Med billedet af Nutellaglasset og fornemmelsen af duften og smagen, som de nu forventer, at jeg leverer, så kan det kun gå galt, for selvfølgelig smager det ikke præcis som Nutella, og projektet er derfor dødsdømt. Tro mig, det vil aldrig lykkes.

Løsningen

Når du køber eller laver noget sundt, så må du **aldrig** kalde det, det samme som den usunde variant.
Forsøger du fx. at lave en sund Nutella, så kald det chokolade creme eller noget andet istedet.

Først da jeg fandt ud af, at jeg for alt i verden, ikke måtte bruge navnet på den usunde variant, lykkedes det mig at få mine børn til at spise de sunde varianter.
For de syntes faktisk at min sunde chokolade creme smagte rigtig godt.

Selvfølgelig synes de stadig Nutella smager fantastisk, og jeg er sikker på, at hvis jeg satte et glas Nutella i køleskabet ved siden af den sunde chokolade creme, så ville de vælge Nutella'en.
Men da der aldrig er Nutella i mit køleskab, så er det den sunde chokolade creme de vælger, og da de véd, at de aldrig vil kunne få mig til at købe et glas Nutella, så er det også den sunde chokolade creme de efterspørger herhjemme.

Så køb og lav en masse nye ting. Det er ikke det hele, de vil kunne lide, men det bliver ikke afvist, fordi det ikke smager, dufter, føles og ser ud, som det, du kalder det.

Punkt 5:
Du italesætter hele tiden, hvad du vil have, at I spiser og kritiserer familien, når de gør noget andet.

Been there, done that.
Når du hele tiden italesætter, hvad familien gør forkert, vil det kun resultere i mere modstand, for det eneste du gør, er at punke dem, for ikke at gøre det rigtige.

Du kritiserer dem hele tiden for at være forkerte, for ikke at være gode nok. Og hvem bryder sig om, hele tiden at få at vide at de IKKE lever op til dine forventninger?
Det er der ingen der gør!

De synes måske oven i købet selv, at de gør en stor indsats, for de prøver at leve op til dine forventninger, fordi de kan se, at det betyder noget for dig, men gang på gang, bliver de så mindet om, at de IKKE gør det godt nok.

Og til sidst opgiver de, for når de alligevel ikke kan gøre dig tilfreds, så kan de lige så godt gøre alt det, som de ikke må og som de har meget mere lyst til.

Al den modstand og den dårlige stemning det skaber, vil gå ud over hele projektet, da det også virker demotiverende på dig.
Du får derfor lettere ved at kaste håndklædet i ringen, for når det skal være SÅ svært og alle alligevel modarbejder dig, så kan det hele sgu også bare være lige meget.

Og så vil det være umuligt at holde motivationen i
længden, for når kroppen udsættes for et alt for stort
press (stress), så vil reptilhjernen til sidst tage over, og
den vil gøre alt for at føre dig tilbage, til alle dine gamle
vaner igen.

Løsningen

Du må ikke italesætte og kritisere familien for det de gør
forkert.
Du skal **kun** italesætte det, når de spiser eller drikker
noget du gerne vil have og ignorere det, når de tager
noget du ikke vil have. Det kan være ekstremt svært, for
du må heller ikke vise det med dit kropssprog. Din familie
kender dig så godt, at selv om du ikke siger noget, så kan
de ofte læse det ud fra dit kropssprog når du mener, at de
gør noget forkert.
Så ros rigtigt meget, når de vælger at spise eller drikke
noget sundt. Specielt børn er glæde for at få ros og positiv
opmærksomhed, det vil opmuntre dem til at gøre endnu
mere af det samme, men det virker også på de fleste
mænd, da de gerne vil have en glad kone/kæreste.

Og så gælder det om at gøre det så let for dem som
muligt.
Er det kun dig der handler, er det rimeligt let, så skal du
bare sørge for kun at købe de ting du gerne vil have de
spiser og drikker.
Så har I kun de sunde varianter i huset f.eks.
fuldkornspasta i stedet for de almindelige hvide, Rugfras i

stedet for chokopops, Birkesød i stedet for sukker osv. osv.

Er I flere der handler, så er det straks sværere, men så må du sørge for at de sunde alternativer er meget let tilgængelige.

Du kan f.eks. sørge for, at der altid er skåle med gnavegrønt mellem måltiderne. Det er de færreste der kan gå forbi en skål uden at tage noget.

Du kan f.eks. stille skåle med cherrytomater, gulerodsstave, slikærter, nødder mm. på køkkenbordet, hvis familien ofte kommer forbi her.

Det kan godt være, at det ikke sker den første uges tid, men bliv ved med at sætte nye skåle frem, så skal det nok lykkes.

Det er vigtigt, at det du putter i skålen, er lige til at putte i munden. Det nytter ikke noget at sætte en frugtskål frem, for det er de færreste mænd og børn der gider at skrælle en appelsin eller gnave et helt æble, og da slet ikke spise en hel grøntsag.
Alt hvad der puttes i snackskålene skal derfor være skåret ud, så det er lige til at putte i munden.

Laver du et frugtfad med fx. mundrette stykker af æble, banan, pære, appelsin mm. så er det vigtigt at du ikke sætter det et sted, hvor familien bare kommer forbi en gang i mellem. Frugten oxiderer for hurtigt og bliver derfor brun og uappetitlig at se på, hvis den står for længe. Og så er der bestemt ingen der spiser det.

Et frugtfad skal derfor altid stilles dér hvor dem du gerne vil have til at spise det, opholder sig. Sidder ungerne f.eks. og spiller eller laver lektier så stil en skål foran dem. Det kan godt være, at de siger nej tak, "jeg gider ikke spise det", men stil skålen alligevel, og du vil blive overrasket over, hvor ofte du vil finder den tømt, når du kommer igen.

Sørg også for at der altid er sunde alternativer i køleskabet, så de hurtigt kan snuppe en snack, når de kommer hjem fra skole, sport mm.

Du kan f.eks. have grønne pølsehorn, sunde muffins, en skål guacamole og små hjemmelavede knækbrød. Kun fantasien sætter grænser her!

Hvis du ved, at teenageren ofte kommer hjem og tømmer køleskabet om eftermiddagen, så kan du lave en ekstra portion aftensmad, når du alligevel er i gang, og den kan så varmes i mikroen, når han kommer hjem, næste dag.

Foreslag til snack skålen

- gulerødder, skrællet og skåret i mundrette stykker.
- agurker, skåret i stave.
- cherrytomater.
- Sukkerærter.
- små blomkålsbuketter.
- små broccolibuketter.
- kinaradise, skåret i stave.
- nødder (fx. mandler, cashewnødder, valnødder, pekannødder mm.).
- Æble, skåret i mundrette stykker.
- Pære, skåret i mundrette stykker.
- Appelsin, skrællet og skåret i mundrette stykker.
- Ananas, skrællet og skåret i mundrette stykker.
- Melon i både.
- Vindruer.
- Kirsebær.
- Rosiner.
- tørret frugt (mango, dadler, figner mm. men sørg for at det ikke er tilsat sukker).

Lav evt. dyppelse til grøntsagerne

- Guacamole
- Hummus
- Pesto

Opskrifter

Det kan nogle gange være svært at komme i gang.
Det kan også være svært at finde sunde alternativer, specielt når det drejer sig om slik og søde sager.
Jeg vil derfor give dig et par af de opskrifter, jeg selv bruger!

Så her kommer lidt inspiration til en sundere hverdag uden slik, cola mm

Vand med smag

Fyld en flaske med koldt vand og tilsæt det du gerne vil have vandet til at smage af.
Stil så flasken i køleskabet natten over.
Her har jeg lavet vand med dehydrerede appelsiner og lakridsrod.

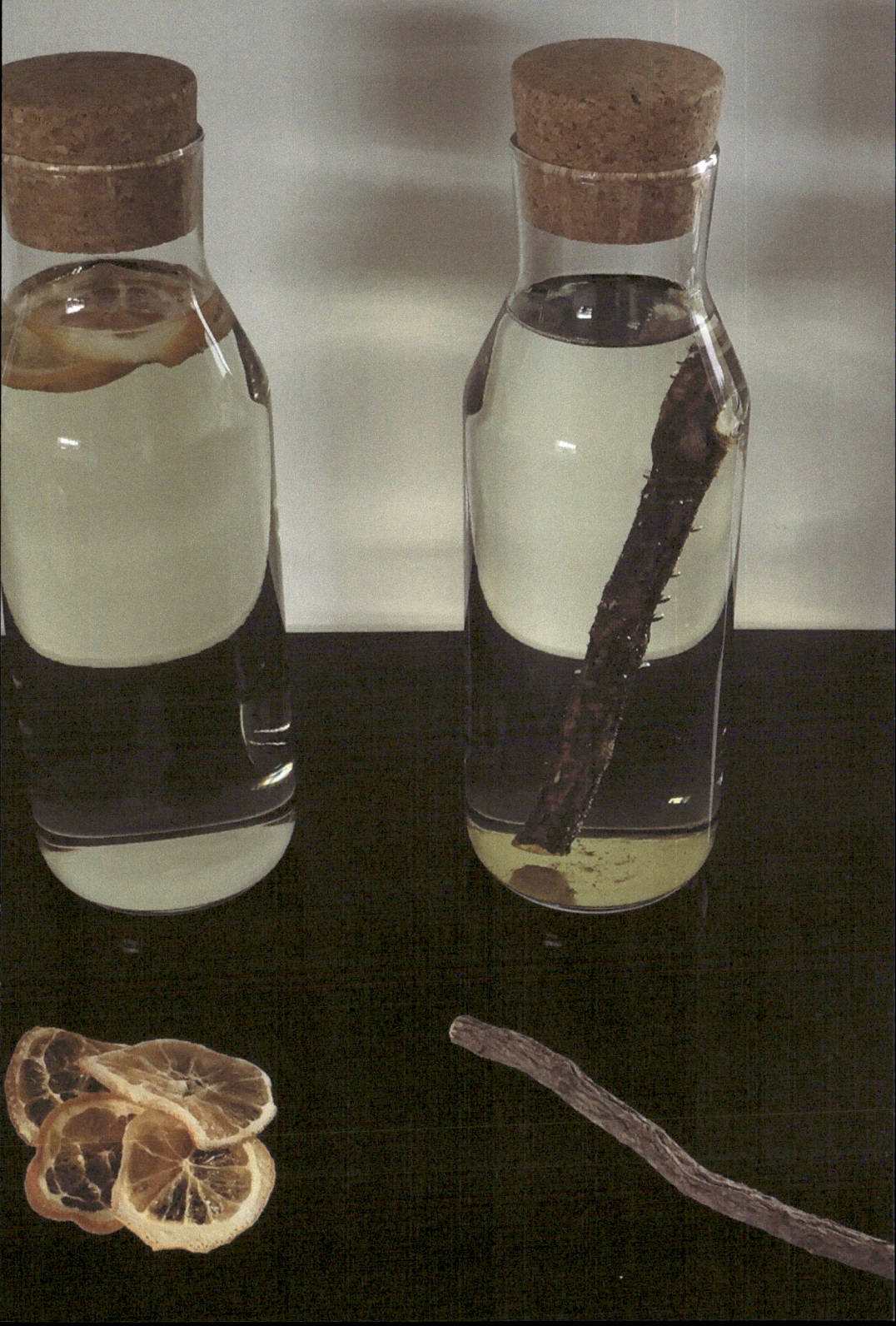

Peanutbutter-banan smoothie

Du skal bruge :

* 1 frossen banan
* 1 spsk Crunchy Choco Peanut butter (Urtekram)
* 1 spsk lecithin granulat *
* 1/2 tsk vanilje pulver
* 1/2 tsk kanel
* nøddemælk, til ønsket konsistens (andet mælk kan bruges)

Alle ingredienser blendes sammen, til en ensartet glat konsistens.

* Lecithin granulat kan undlades, men det giver en lækker cremet konsistens og det består af gode fedtstoffer, så det er ren win win.

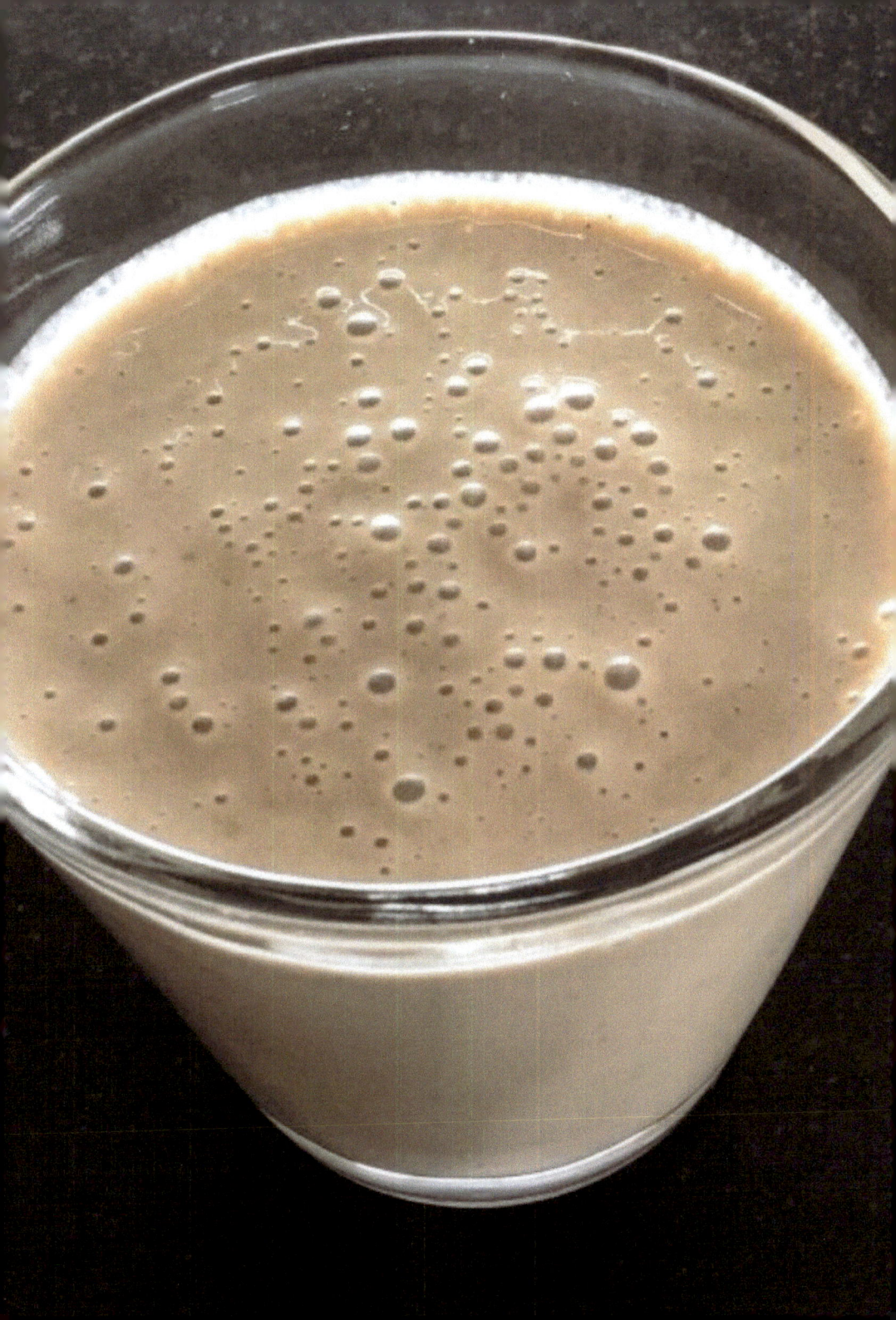

Nøddedrik

Prøver du at undgå ko-mælk, så findes der rigtig mange gode alternativer i butikkerne, men du kan også lave det selv.
Her kommer min opskrift på nøddemælk.
Jeg bruger nøddemælken til kaffen og i smoothie samt alle andre steder hvor jeg ellers ville bruge mælk.

Til ca 2 L. skal du bruge :

- 50 g. mandler.
- 30 g. cashewnødder.
- 2 dadler.
- 1 knivspids salt.
- 2 spsk. Lecithin granulat.

Nødderne lægges i blød i vand et par timer, gerne længere, evt natten over.
Skylles grundigt og puttes i blenderen sammen med resten af ingredienserne, tilsæt koldt vand op til 2 L. mærket og blend til du har en cremet hvid konsistens.
Der skal blendes rimeligt længe.
Si herefter mælken gennem en nøddemælkspose.

Du skal ikke smide pulpen ud (den del der bliver tilbage i nøddemælksposen). Pulpen kan bruges i f.eks. boller, frikadeller pandekager, smoothies mm. Vil du ikke bruge pulpen med det samme, kan den fryses.

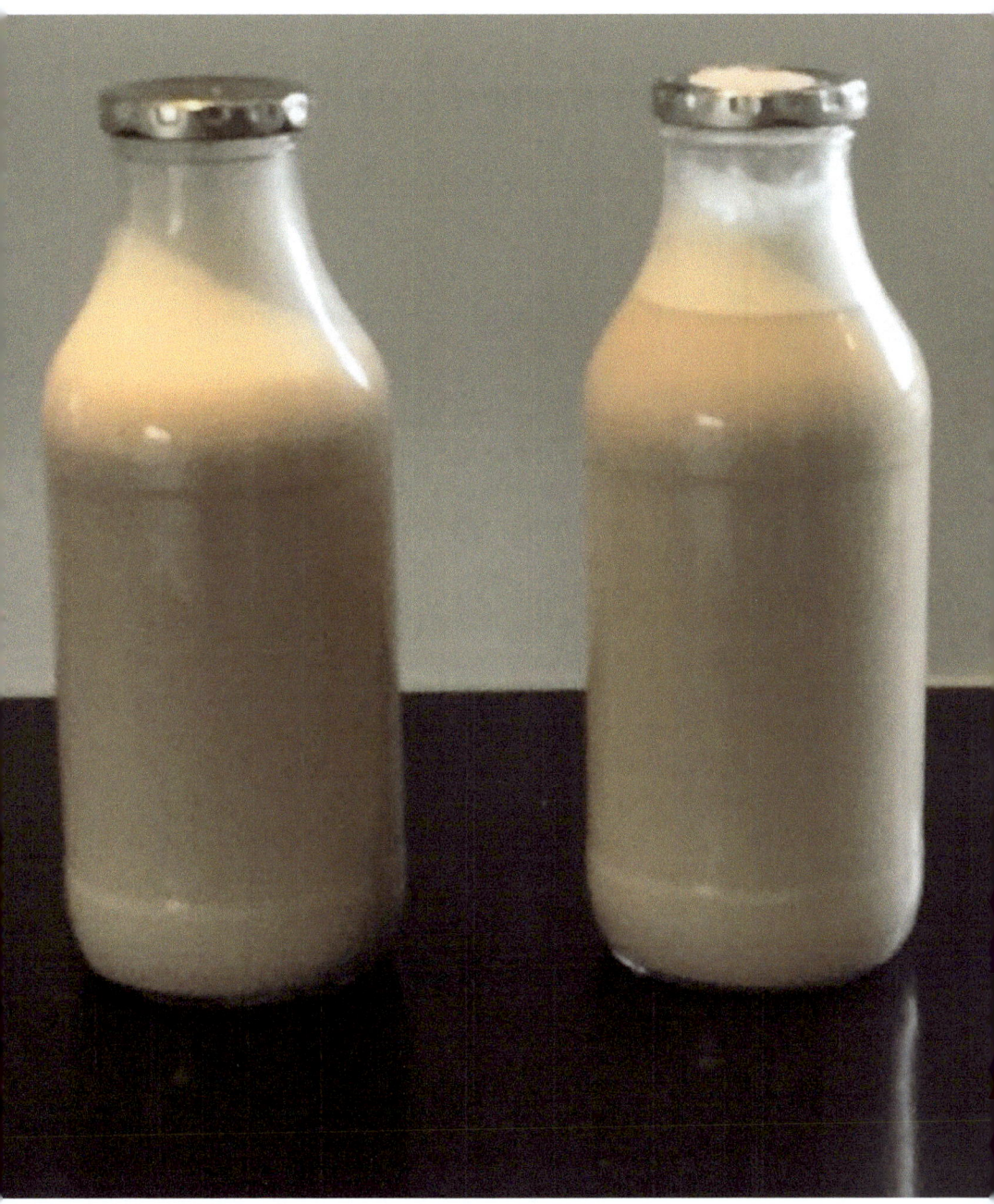

Smoothies med variation.

Mine drenge er rigtig glade for smoothies, men kun den søde slags, med masser af bær og frugt, så den må endelig ikke være for grøn.

Jeg derimod, vil rigtig gerne have godt med grønt i.

Tidligere syntes jeg det var rigtigt træls, at der altid skulle laves flere forskellige slags, hvis alle skulle være tilfredse. I dag laver jeg en base af banan, havregryn, proteinpulver, lecithin granulat, kanel, vaniljepulver og nødde- eller mandel-drik.
Hvor meget havregryn og proteinpulver der kommes i, afhænger af hvor mættende smoothien skal være.

Vil drengene have forskellig smag hældes 2/3 over i en anden kande og den smoothie der er lysest og smager af mindst laves først. På billederne her har de begge valgt mango, så basen blendes med mango og til en lækker smoothie og hældes i to store glas. Vælger de blåbær eller andet hvor den grønne farve kan skjules, kommer jeg lidt frossen broccoli eller spinat i.

Den del der nu er tilbage i blenderen, spædes så op med grønt, her har jeg tilsat masser af grønkål samt ingefær, gurkemeje og chili.

På denne måde skal jeg kun gøre blenderen ren en gang.

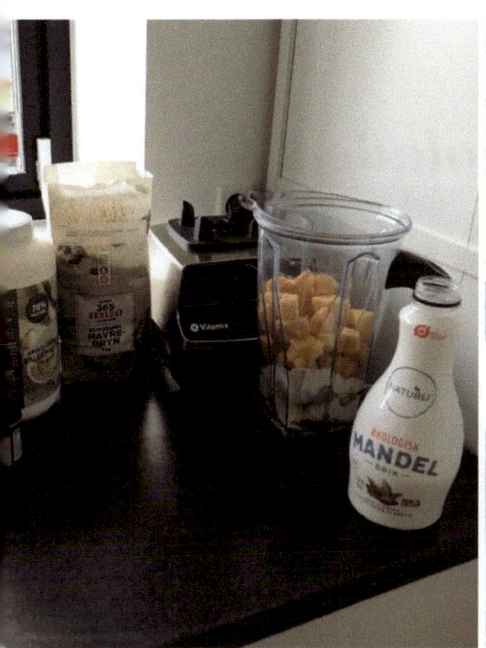
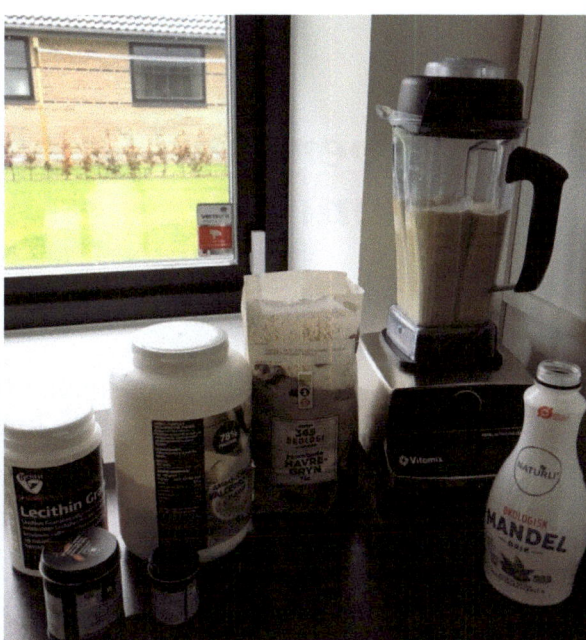
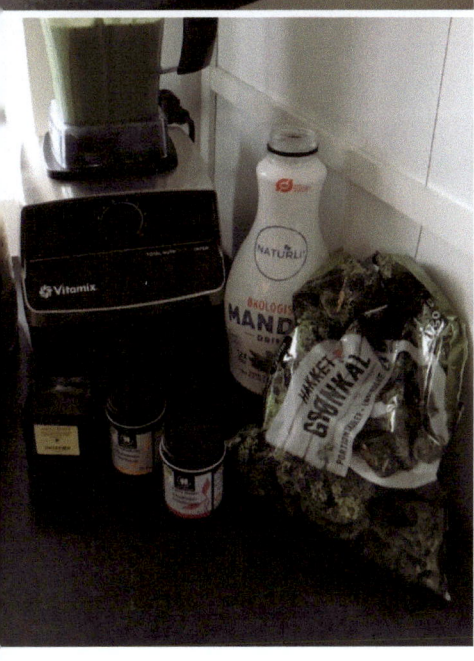
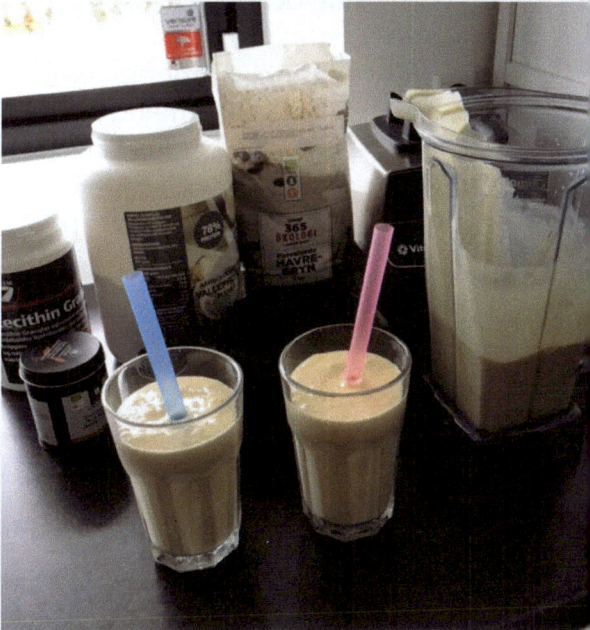

Supersund Chokolade-creme.

Denne chokoladecreme smager fantastisk på mine morgenmadspandekager, på knækbrød eller som dip til æblebåde, banan stykker mm.

Du skal bruge :

- 1 avocado
- 1 banan
- 1/2 tsk vaniljepulver
- 1 ds. Kokosmælk, kun den tykke del (når den har stået i køleskabet natten over)
- 3 spsk Raw Cacao
- 8 dråber Sweet Drops
- 2 spsk Dadelpure

Det hele blendes sammen til en helt jævn masse, puttes i et glas med låg og stilles på køl.

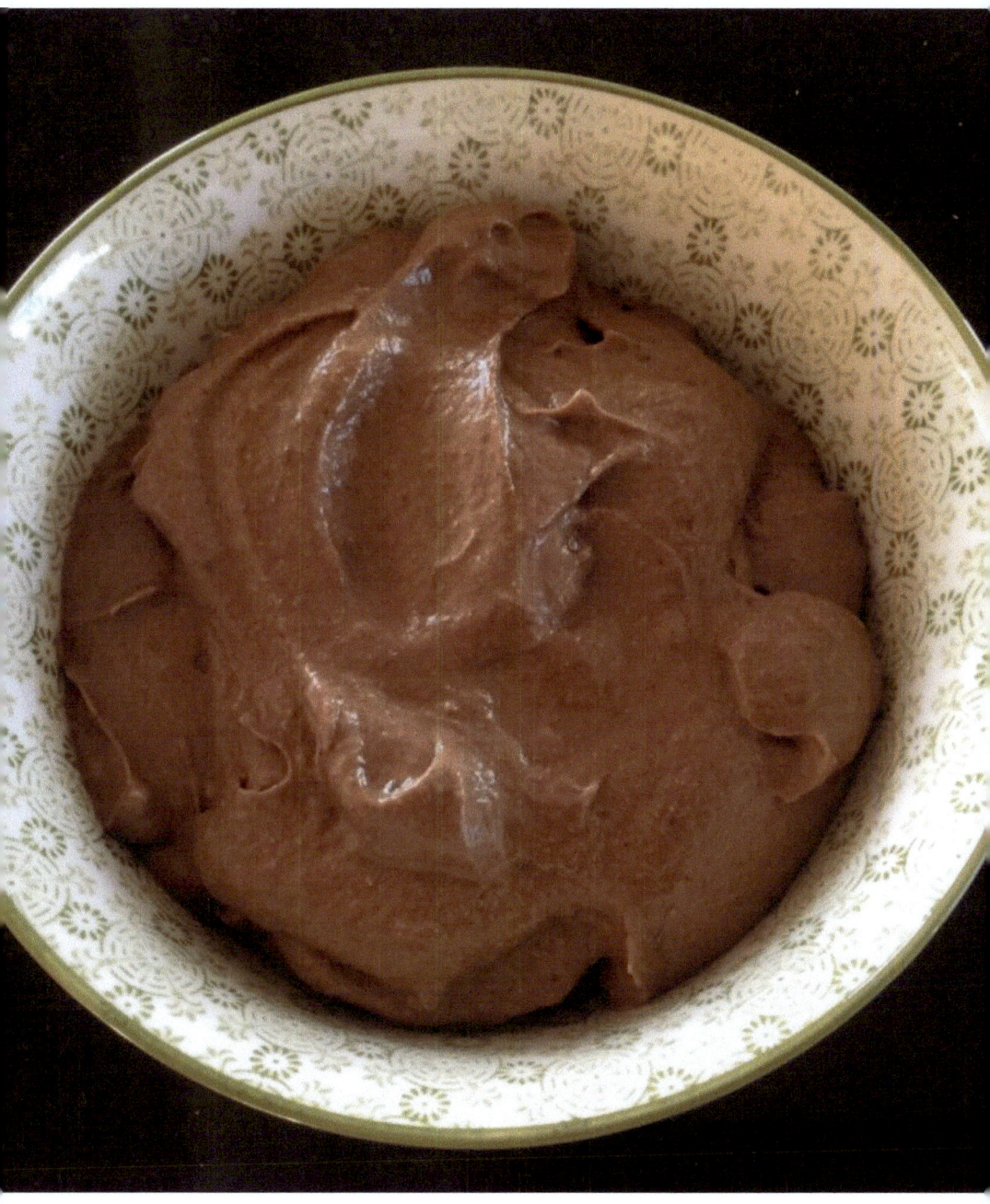

Morgenmadspandekager

Morgenmadspandekager med 100 % fuldkornsmel, hvilket på ingen måde kan smages.

Jeg laver ofte disse pandekager søndag morgen, men jeg laver altid dobbelt portion, for ungerne er vilde med dem, og de elsker når de får et par stykker med i madpakken, eller de kan snuppe dem i køleskabet.

Ca. 14 små tykke pandekager.
Du skal bruge :

- 2 1/2 dl. Havregryn.
- 2 1/2 dl. Nøddemælk (eller alm. mælk)
- 1 dl. Hvid Hvede mel. (ikke alm. hvedemel)
- 2 æg
- 1 spsk. Birkesød (eller andet sødestof)
- 1/2 tsk. Bagepulver
- 1/2 tsk. Stødt kardemomme
- 1 knivspids Himalaya salt
- 2 spsk flydende fedtstof (jeg bruger kokosolie)

Havregryn og nøddemælk blandes og sættes til side i 15 min. Herefter tilsættes resten, og der røres til du har en jævn konsistens, og pandekagerne steges i små klatter i kokosolie. Jeg bruger ca. 1 spsk dej pr. pandekage.

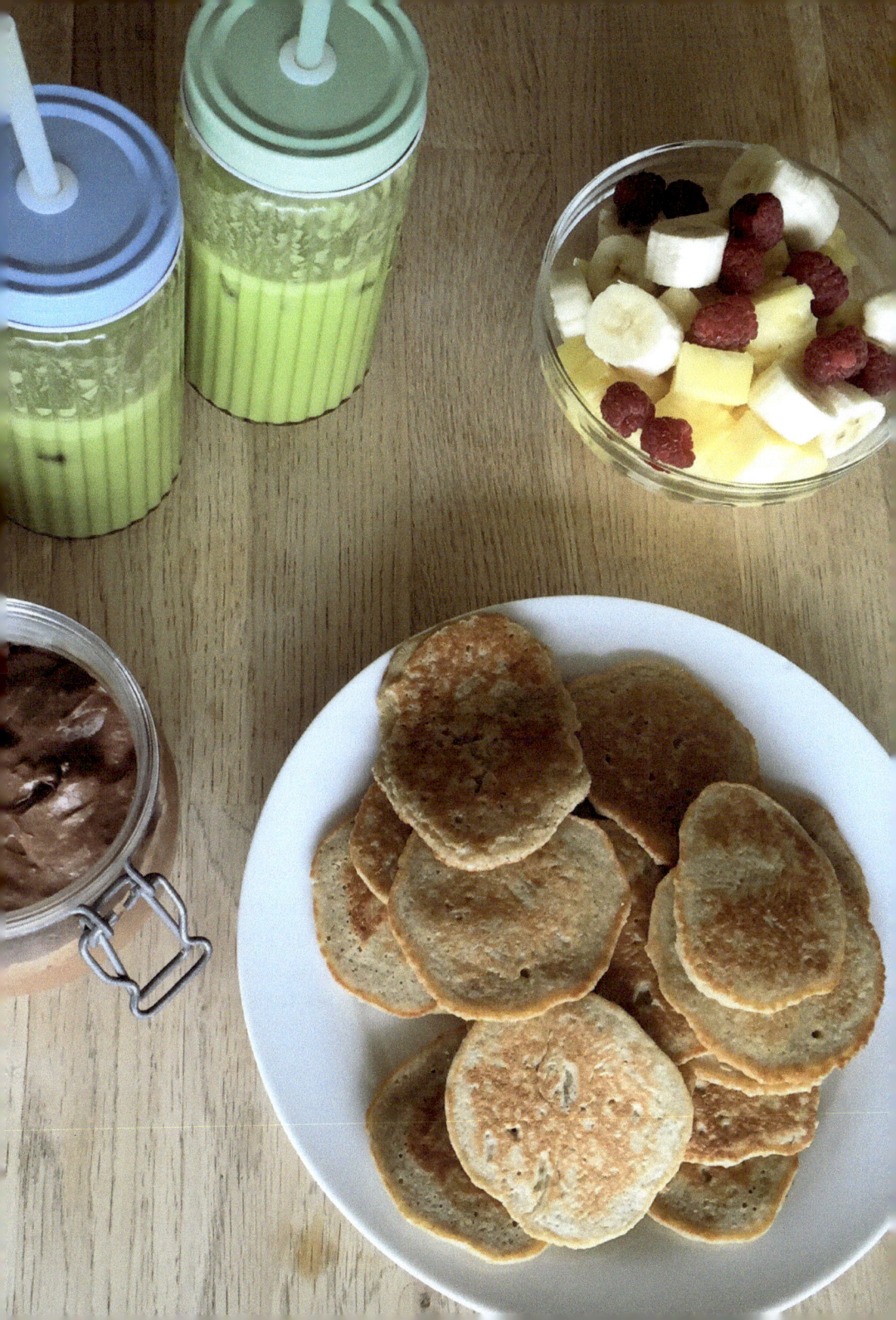

Abemad med cashewcreme

Abemad

- 1 Banan
- 1/2 mango
- 1/4 honningmelon
- 1 dl. hindbær
- 1 dl. blåbær

Cashewcreme

- 1 1/2 cup cashewnødder
- 1 dl. nøddemælk
- 3 tsk. kokospalmesirup
- 1 tsk. vaniljepulver
- 1 knivspids salt

Udblød cashewnødderne i vand i 2 timer.

Hæld vandet fra cashewnødderne og skyl dem godt.
Blend nu alle ingredienser indtil massen har en helt
ensartet jævn konsistens.

Cashewcremen kan opbevares i køleskabet op til 3 dage.
Du kan blande cremen med abemaden og komme det i
skåle med låg, som sættes i køleskabet og så er der en
hurtig sund snack når ungerne kommer fra skole.

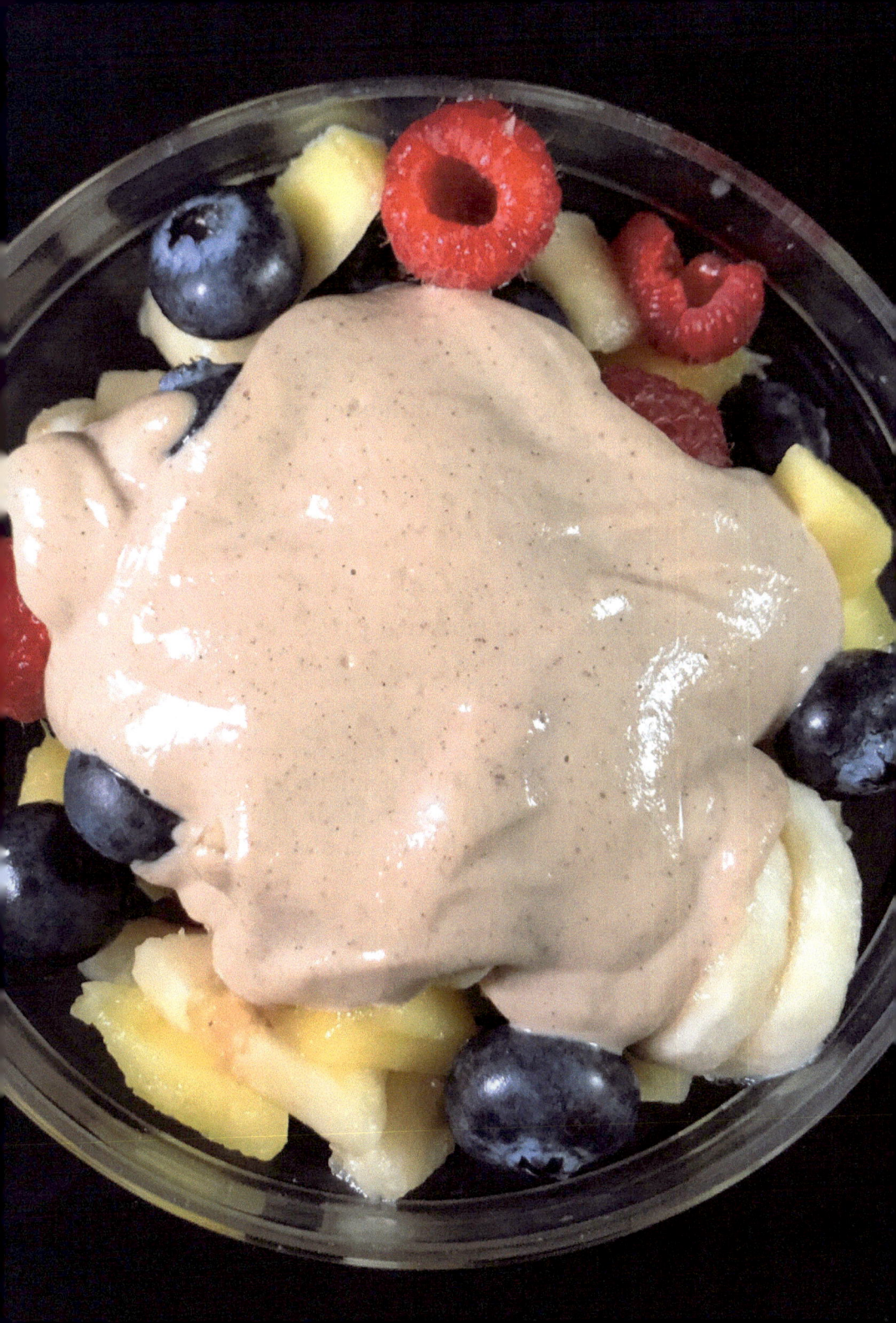

Lækre peanutbutter-banan hapser.

Er du vild med smagen af peanutbutter, så vil du elske disse små hapsere.

Du skal bruge :

- Bananer
- Peanutbutter (jeg har brugt Urtekram's med og uden chokoladesmag)
- Chokolade min. 70 %

Bananerne skæres i skiver og der kommes peanutbutter på halvdelen af skiverne. Den anden halvdel lægges ovenpå. De skal nu i fryseren i ca. en halv time.
Herefter smeltes chokoladen over vandbad og bananerne dyppes heri.

Jeg opbevarer altid mine i fryseren og tager dem så ud lige inden de skal spises.

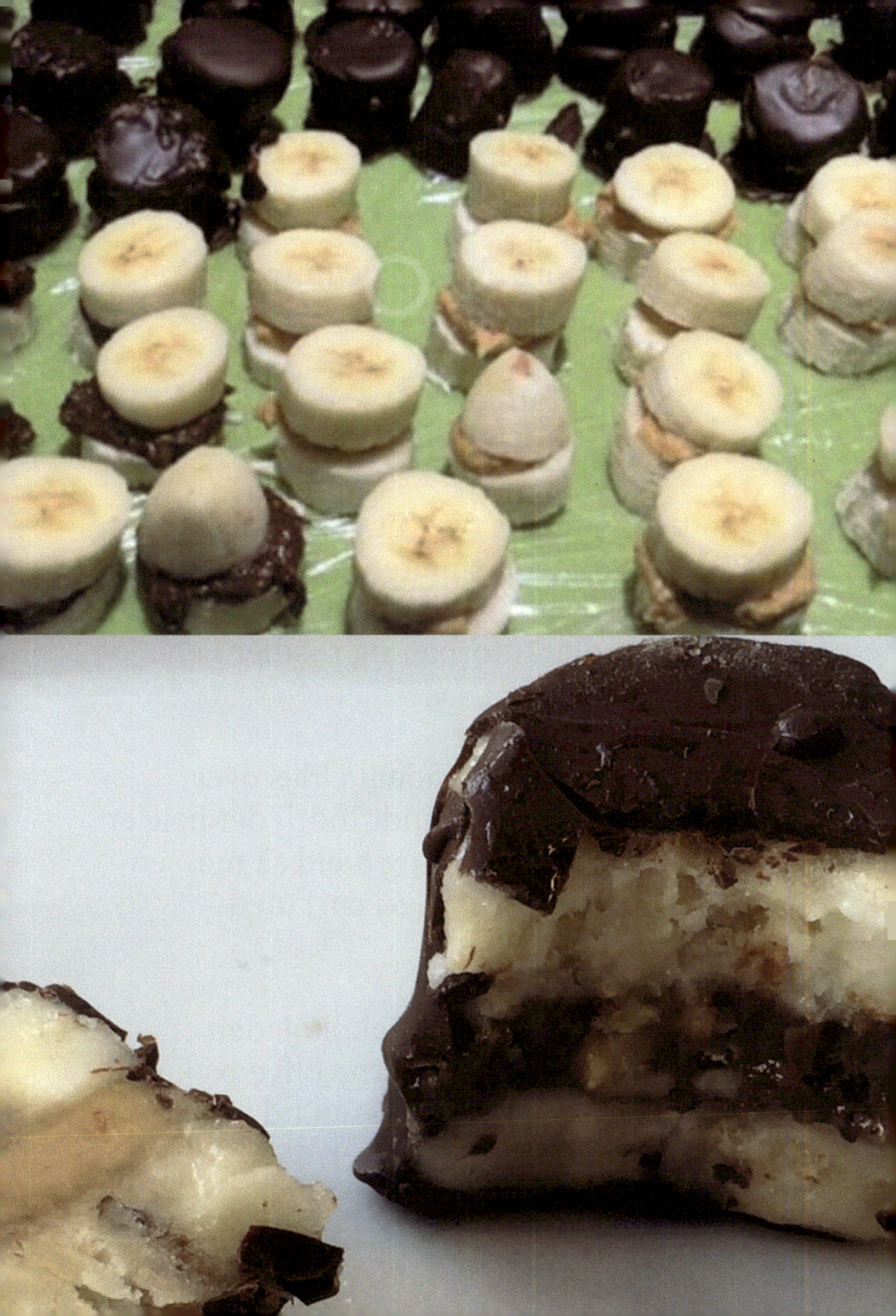

Heidi´s Chokoladebrud

Du skal bruge :
- 100 g mørk chokolade min. 70 %
- 1 dl. poppet hirse
- 1 dl. mandler
- 1/2 dl. morbær
- 1/2 dl. rosiner

Smelt chokoladen over et vandbad.
Mens chokoladen smelter hakker du
mandlerne groft og blander så poppet
hirse, mandler, morbær og rosiner i en
skål.

Den smeltede chokolade hældes over
blandingen. Rør nu rundt indtil det hele er
dækket af chokoladen og hæld så massen
over i en form (ca 15 x 20 cm) med
bagepapir.

Stil formen på køl indtil chokoladen er
størknet igen, lad den gerne blive på køl til
den skal spises. Skær massen ud
i lidt grove stykker og server.

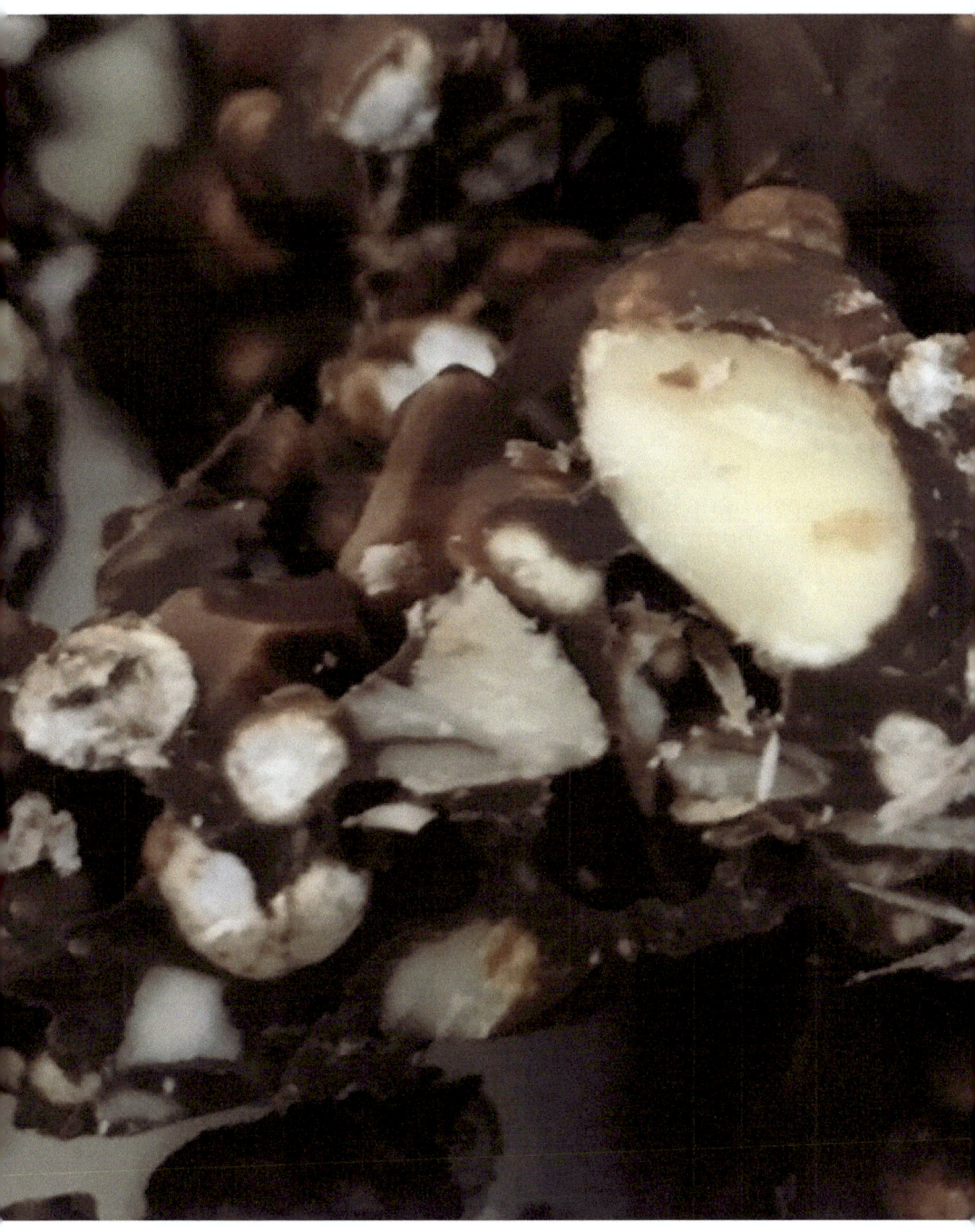

Mangois

4 stk

Du skal bruge :

1 pose frossen mango (250 g.)
2 spsk fløde eller nøddemælk
1 spsk honning
1/4 tsk vaniljepulver

Det hele kommes i blenderen (det er lettest hvis mangoen er godt tøet godt op først).
Blandt til du har en helt glat messe.

Fordel massen i nogle smukke forme, eller put det i ispindeforme. Sæt dem i fryseren til næste dag, eller min. i 5 timer.

Isen er ret hård når den tages ud af fryseren, så tag den gerne ud 10 min før den skal spises.

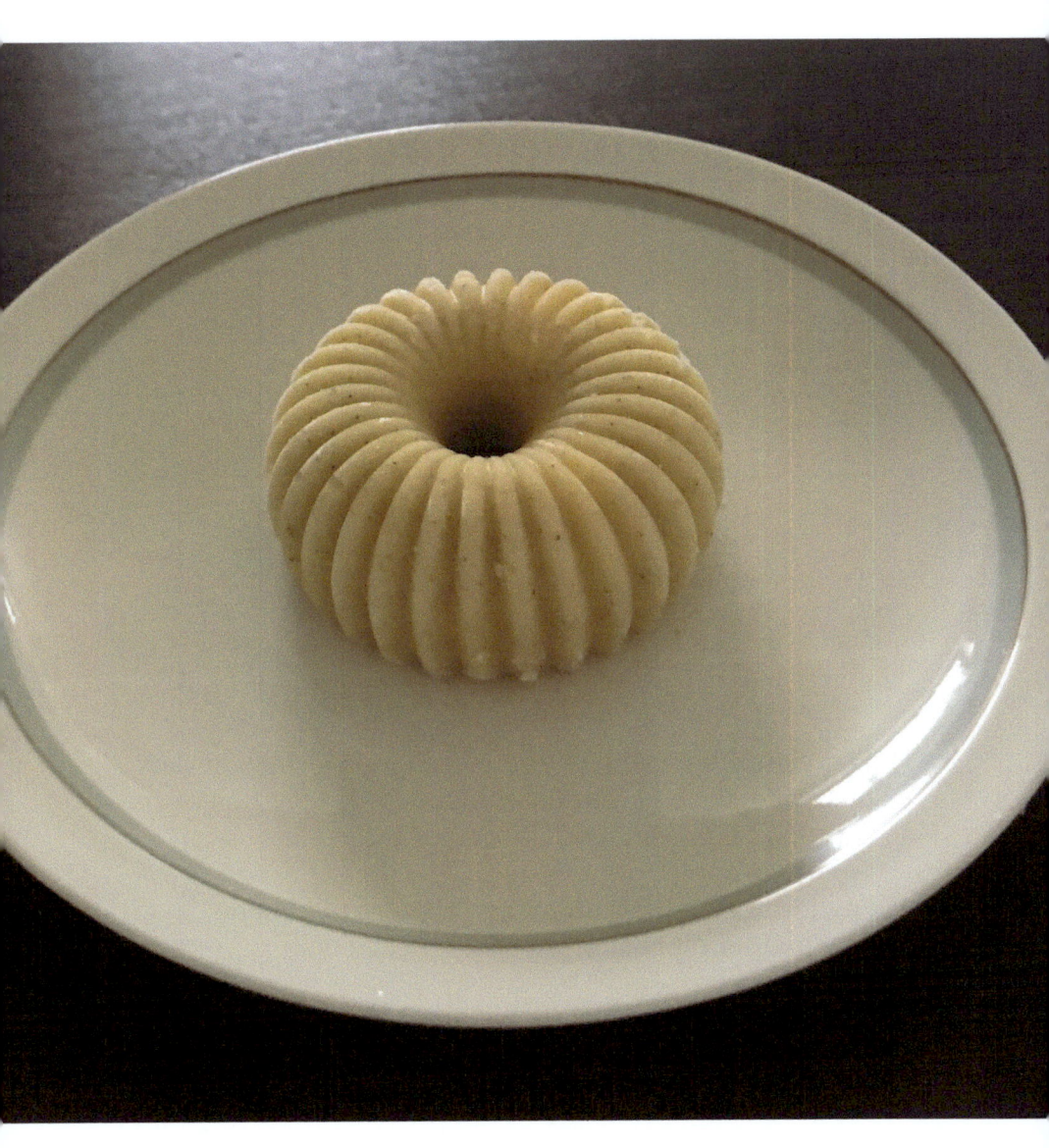

Sund chokolade snack.

Jeg elsker de hurtige løsninger og chokolade, så her kommer en Sund chokolade snack.

Du skal blande :

- 1 dl. knuste cashewnødder
- 1 most banan
- 2 store spsk Raw Cacao pulver.

Hvis du kommer cashewnødderne i en pose, lægger den på et skærebræt og kommer et viskestykke løst hen over, så kan du knuse dem med en kagerulle.

Mængderne afhænger af, hvor vild du er med både cashewnødder og kakao, jeg elsker begge dele.

Jeg bruger altid Raw Cacao, da det er fyldt med antioxidanter.

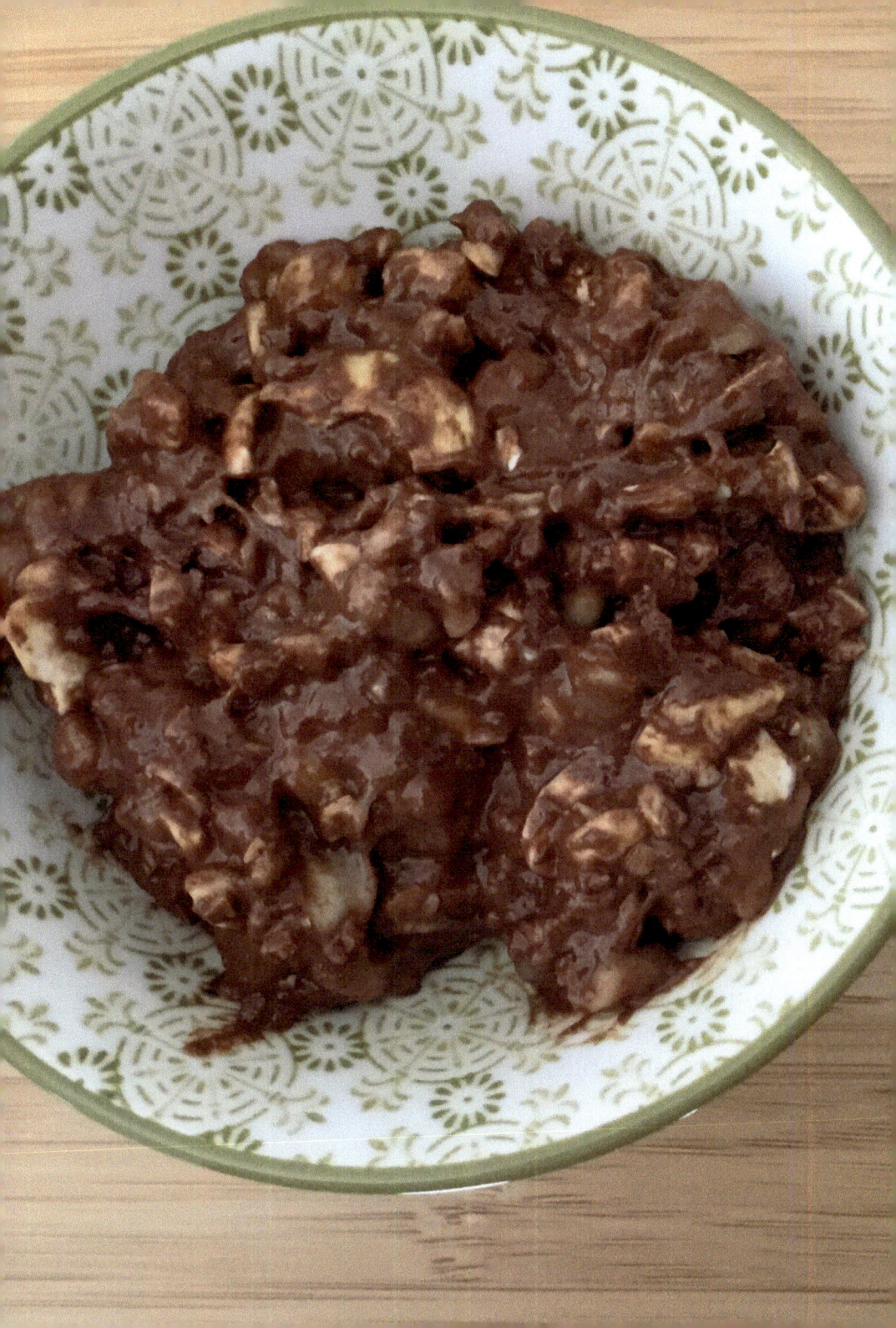

Kakao og Lakridstrøfler

Du skal bruge :
- 400 g. dadler (udstenede, fra kasse)
- 2 dl. Kakaofibre
- 1/2 dl. kokosolie
- 1/2 tsk. vaniljepulver
- ca. 150 g. mørk chokolade
- 1 spsk lakridsgranulat (eller mere, efter smag)

Smelt kokosolien og udsten alle dadlerne. Put nu alle dadler, kakaofibre, kokosolie og vaniljepulver i en foodprocessor og kør massen til du har en samlet ensartet konsistens.

Tag halvdelen af massen fra, og tilføj lakridsgranulat til resten. Kør igen, så lakridsen bliver arbejdet ind i massen.
Stil nu det hele i køleskabet, imens du smelter chokoladen over vandbad.

Tril små kugler af trøffelmassen og dyp dem i chokoladen. Drys evt. lakridsgranulat over dem der indeholder lakrids, så du kan kende forskel på dem.

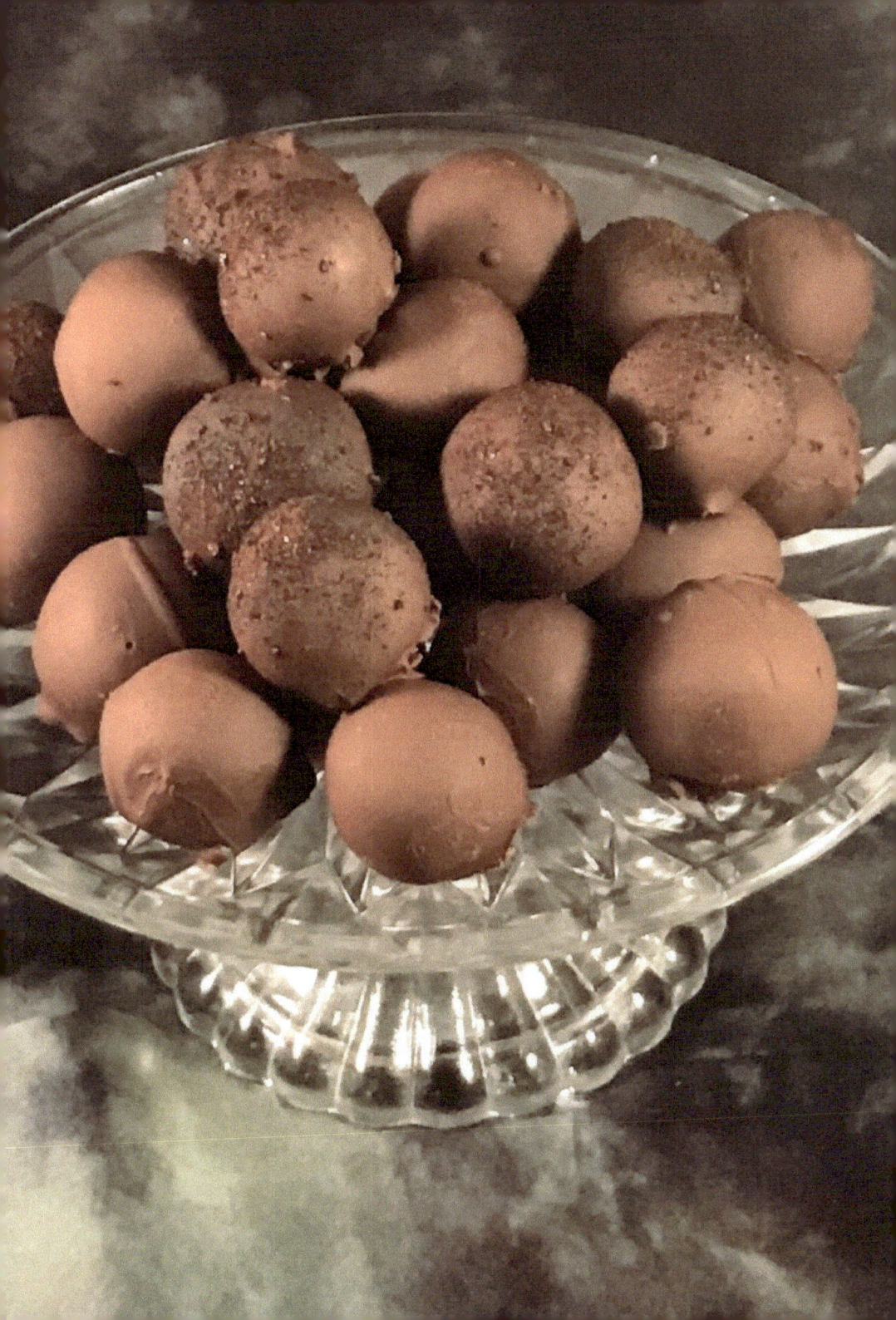

Choco Peanut Butter Balls

De er super nemme, hurtige at lave og så indeholder de kun 6 ingredienser.

Du skal bruge :

- 100 g. mandler.
- 50 g. cashewnødder.
- 100 g. dadler (dem i papæsken)
- 100 g. Crunchy Choco Peanut butter (fra urtekram)
- 25 g. cacao nibs.
- 1 knsp. salt (gerne Himalaya)

Kør mandler og cashewnødder i foodprocessoren, indtil de alle er knust, der må gerne stadig være store stykker. Tilsæt så dadler, peanut butter og salt, og kør til du her en rimelig ensartet konsistens.

Til slut tilsættes cacao nibs og der køres kort, så de lige bliver blandet med resten men de må ikke køres til pulver, da de skal gøre kuglerne lidt crunchy.

Massen skal nu samles til kugler. Den ser meget smuldrende ud, men hvis du tager en stor teskefuld i din ene hånd og trykker massen sammen, så kan du forme den til kugler med dine fingre.

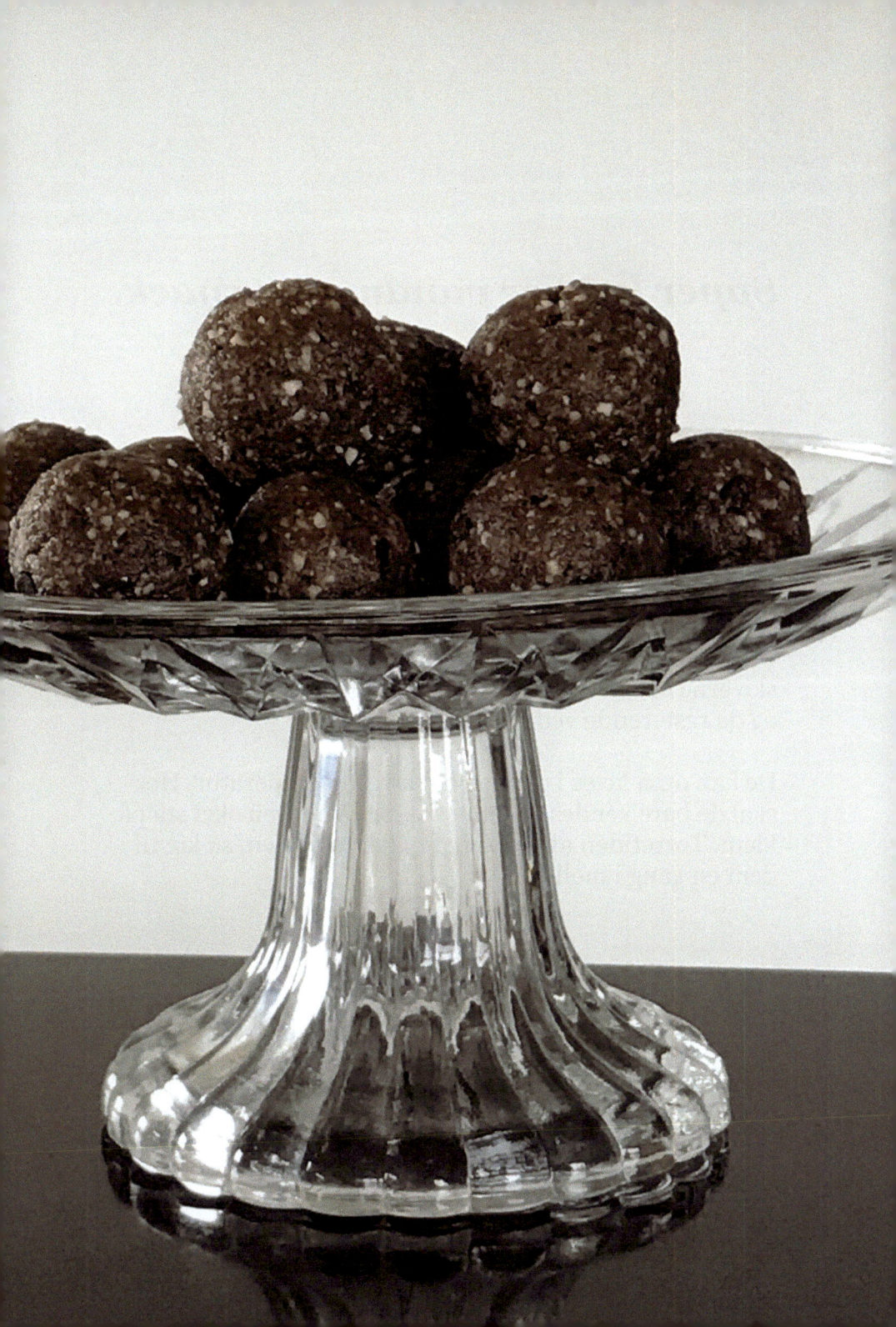

Super lækker vandmelon snack.

Dem her må du prøve! Mine super lækre vandmelon snack. De smager fantastisk og har en konsistens der minder lidt om vingummi
Mine unger er vilde med dem.

Skær en vandmelon i tynde skiver på 5 -7 mm. Læg skiverne på dehydrator plader og dehydrer så vandmelonen. Tørretiden afhænger af, hvor tykke skiverne er - mine fik 16 timer. Første time v. 70 grader og de resterende ved 42 grader.

De kan også laves i ovnen, ved laveste temperatur. Her skal de bare vendes ca. halvvejs, og ovndøren skal stå på klem. Tørretiden afhænger af tykkelse og ovn, så kig til dem en gang i mellem.

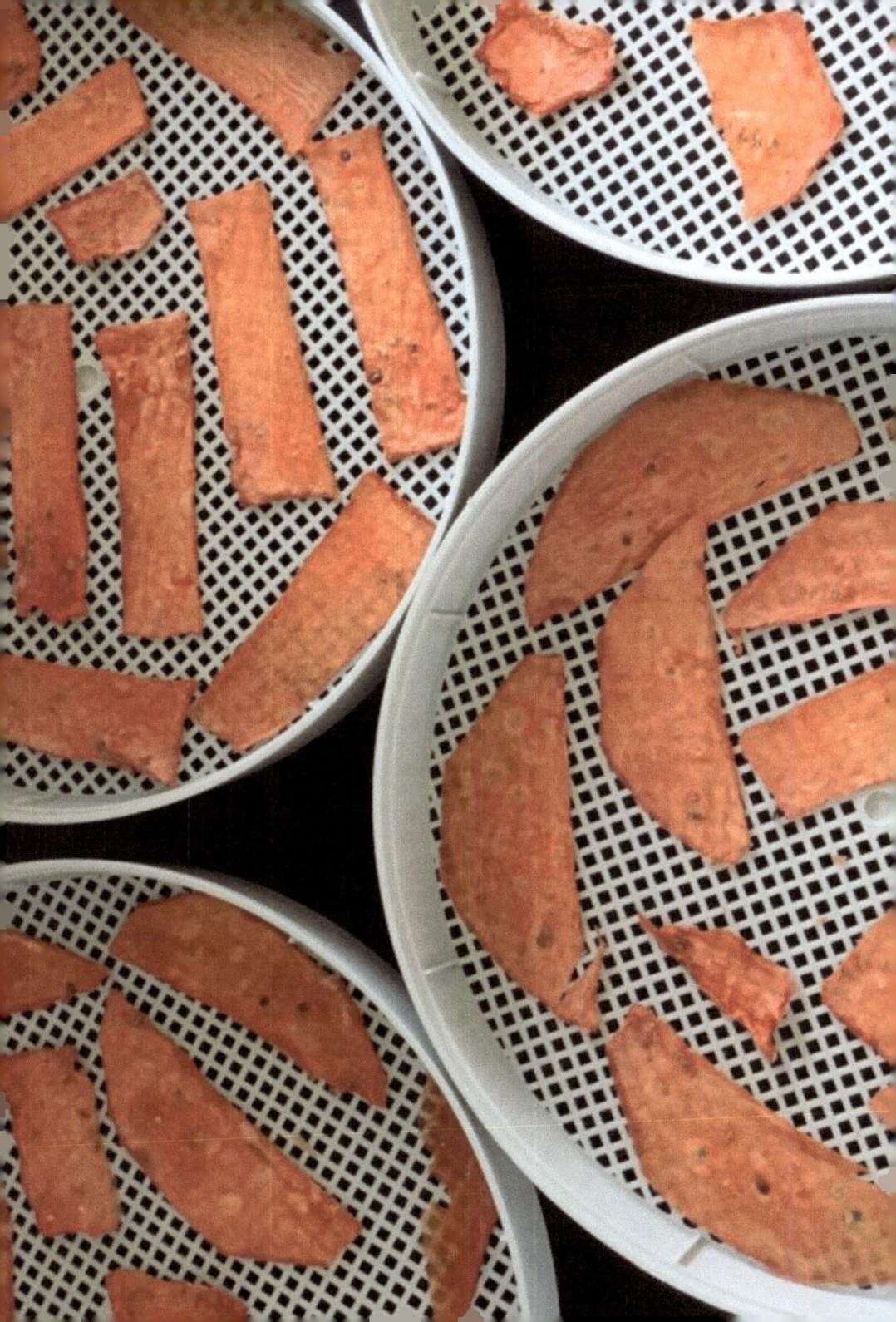

Sprøde grønkålschips

Er du modig og får lyst til chips, så vil jeg anbefale at du prøver mine sprøde grønkålschips.
Det er min erfaring, at det mest er de voksne der spiser dem, men hvem ved, måske du kan få dine børn med på ideen.

De er super lette at lave.
Du tager 2 meget store håndfulde grønkål som vaskes og de groveste ribber fjernes.

Bland herefter en marinade af :

- 2 spsk olivenolie
- 1 spsk citronsaft
- 1 spsk shoyu (eller alm. Soya)
- 2 spsk B-gærflager

Det hele blandes i en stor skål og marinaden masseres ind i grønkålen, så den bliver godt fordelt og grønkålen bliver blød (dette gøres lettest med fingrene).
Grønkålen lægges herefter ud på dehydrator plader i et lag og de dehydreres ved ca. 42 grader i ca 3 timer, eller indtil de er dejligt sprøde.
De kan også laves i varmluftsovn v. 100 grader i ca 15 min. men hold øje med dem, da de hurtigt bliver sorte her.

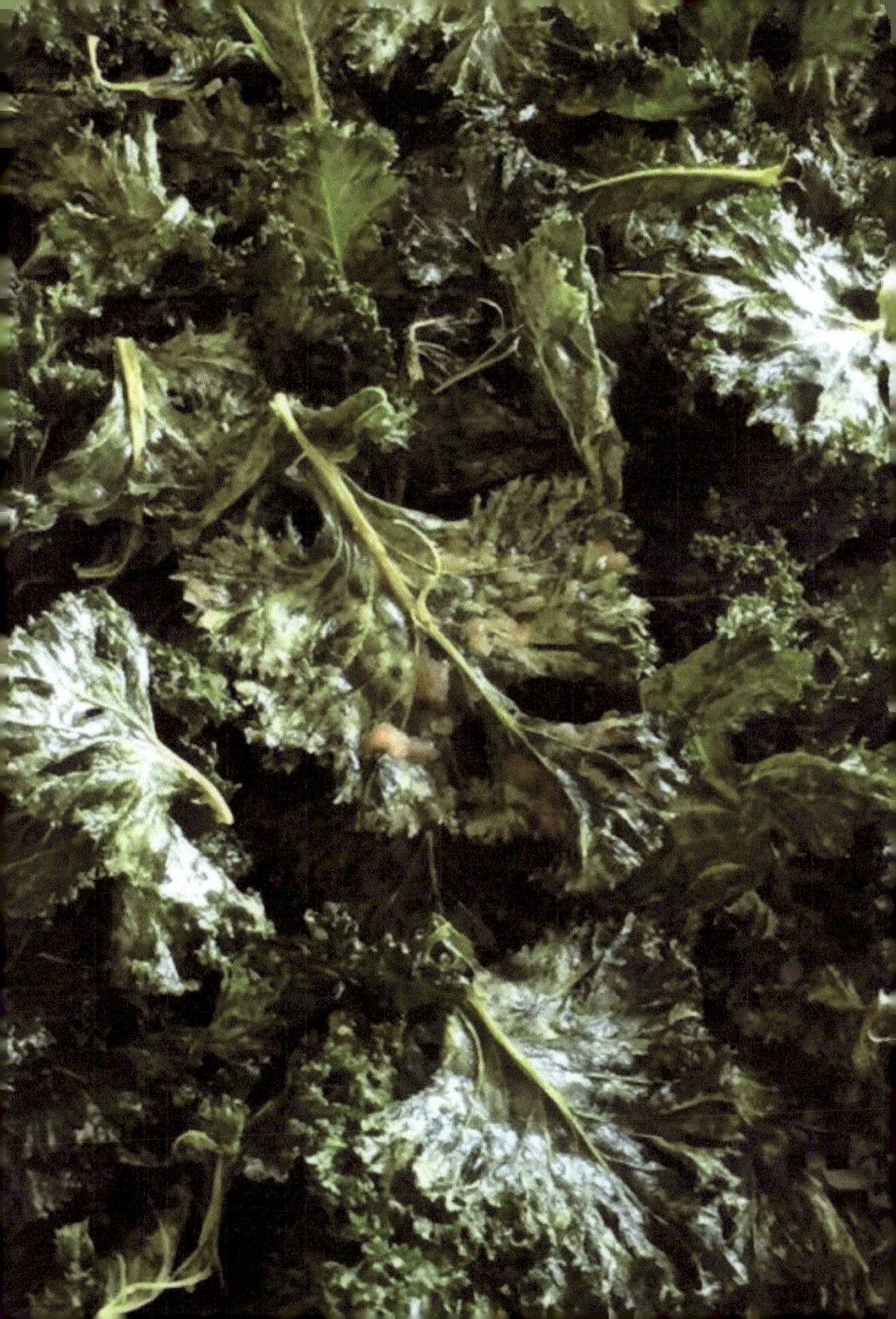

Tørrede æbleringe og bananer med kanel

Skær en stak bananer ud i ca. lige store skiver. Fordel på dehydrator plade eller på bagepapir til almindelig ovn. Pensel skivernes overflade med citronsaft og drys Kanel på.

Æblerne skæres i tynde skiver og herefter fjernes kernehuset i midten evt. med en lille udstikker. Har du en kernehusudstikker kan du fjerne kernehuset, inden du skærer æblet i skiver. Fordel skiverne på dehydrator plade eller på bagepapir til almindelig ovn og drys æblerne med Kanel.

Jeg har en dehydrator som jeg tørre frugten i, men en almindelig ovn kan også bruges.

I dehydrator tager det 4-5 timer at tørre æbleringene og ca. 8 timer at tørre bananerne v. ca. 50 °C. Tørre tiden afhænger af hvor tykke skiverne er og hvor tørre man ønsker dem.

Bruger du almindelig ovn, skal du bruge varmluft med den laveste temperatur du kan (50-60 °C) så skal du bare huske at åbne ovndøren ind i mellem, så dampen slippes ud og det kan være nødvendigt at vende frugten undervejs.

Prøv også med lakridspulver, det smager fantastisk.

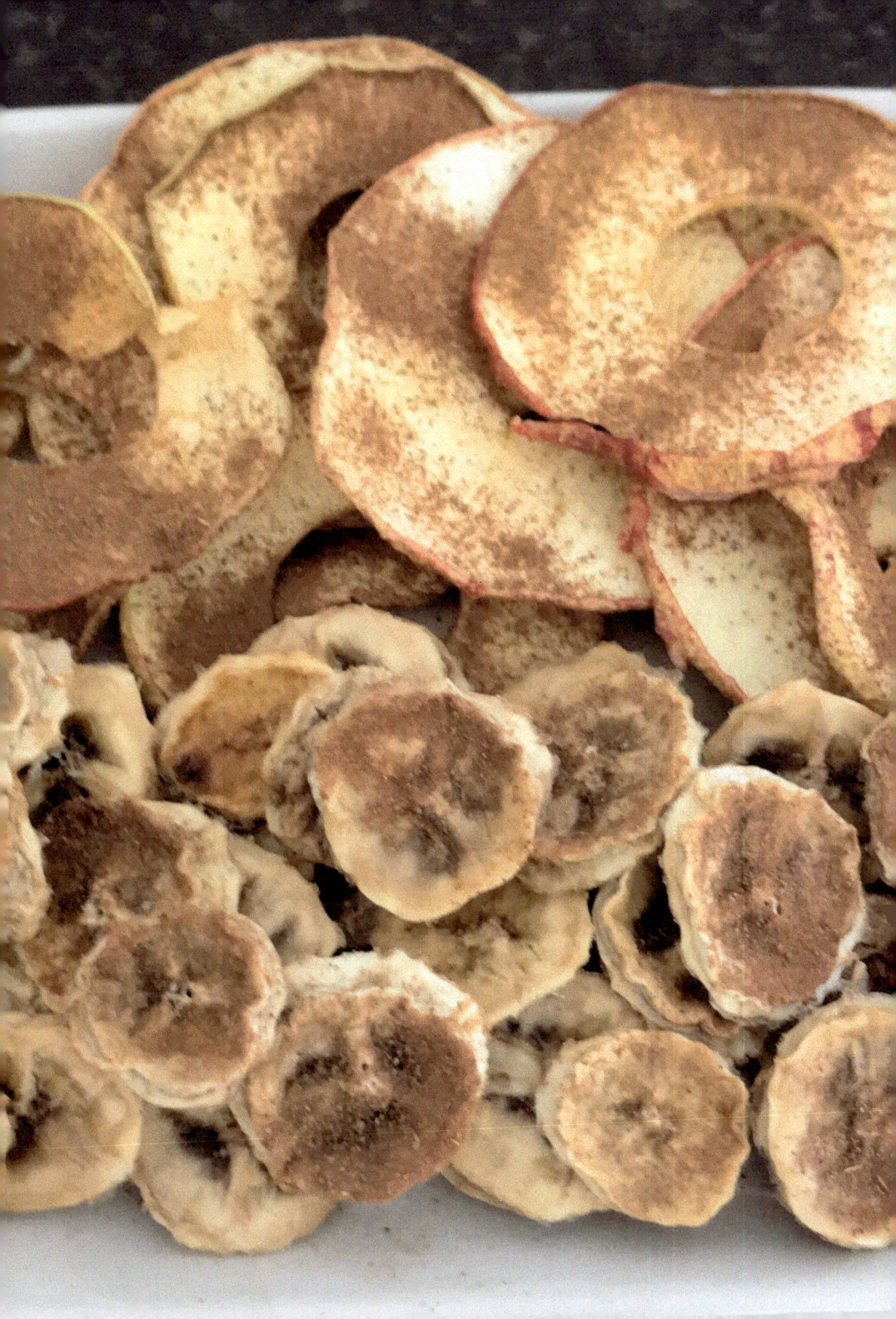

Min søsters brændte mandler med lakrids

Du skal bruge :

* 2 dl. vand
* 2 spsk. kokospalmesukker
* 2 spsk. rålakridspulver
* 4 dl. mandler

Kom vand, kokospalmesukker og rålakridspulver på en pande og bring det i kog, mens du røre det sammen til en ensartet masse.

Mandlerne kommes i og det hele skal nu koge, indtil al væsken er kogt HELT væk, rør i panden under vejs.

Herefter hældes mandlerne ud på en bageplade med pagepapir og ristes i ovnen i 15 – 20 min ved 180 °C – hold godt øje med dem, de må ikke blive for brændt.

OBS : Lakrids kan øge blodtrykket, så hvis du har forhøjet blodtryk, så vil jeg ikke anbefale disse mandler, da det er enormt svært at stoppe med at spise dem, når man først er startet.

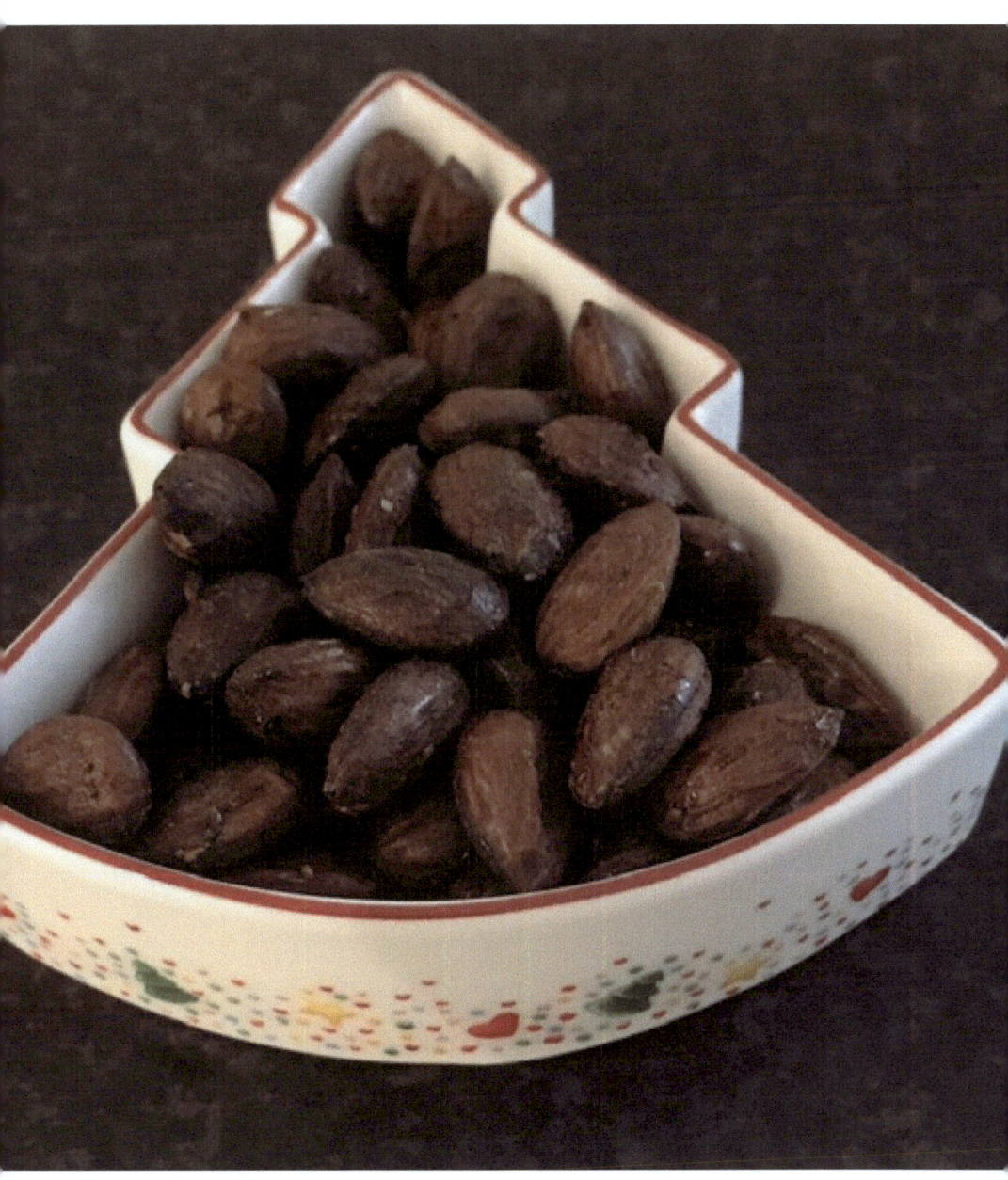

Sweet nibs peanutbutter nice cream

Du skal bruge

- 2 bananer, frosne
- 1 1/2 spsk. peanutbutter
- 2 tsk. raw cacao pulver
- 2 spsk. søde kakao nibs

Det er bedst hvis du skærer bananerne i lidt tykke skiver inden de fryses.

Start med at køre de frosne bananer i din foodprocessor indtil de har fået en cremet konsistens, det kan godt tage lidt tid og du skal nok skrabe siderne ned et par gange.

Tilsæt peanutbutter og cacao pulver og kør igen indtil det er helt blandet, tilsæt så kakao nibs og kør ganske kort.

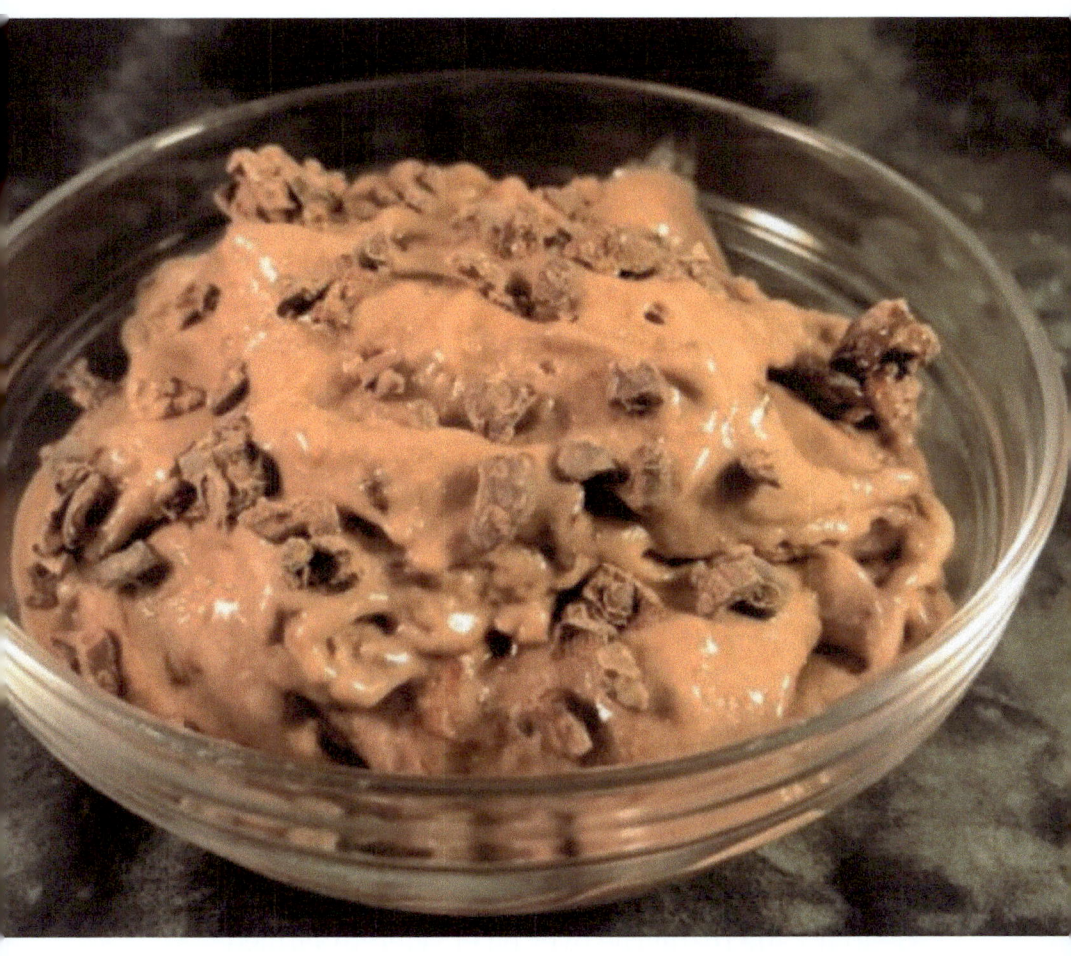

Chokoladerosiner

Drop madspild og brug alle dine chokoladerester
til Chokoladerosiner.

Når jeg laver kage, slik, is mm. bruger jeg ofte smeltet
chokolade og der er altid noget chokolade tilbage i den
skål, det er blevet smeltet i.

Mine drenge og jeg er vilde med Chokolade rosiner.
Jeg har derfor altid rosiner i huset.

Du skal bruge :

* En rest smeltet chokolade
* Rosiner

Når du har smeltet chokoladen over vandbad
(og evt. brugt en del af det til noget andet), så putter du
lidt rosiner ned i chokoladen og rører rundt, indtil alle
rosinerne er helt dækket af chokoladen.

Gentag denne proces med lidt rosiner ad gangen, indtil
alt chokoladen er brugt.

Hæld nu alle rosinerne over på et skærebræt med
bagepapir eller i et glas fad og spred det godt ud. Sæt det
på køl eller i fryseren til chokoladen er størknet.

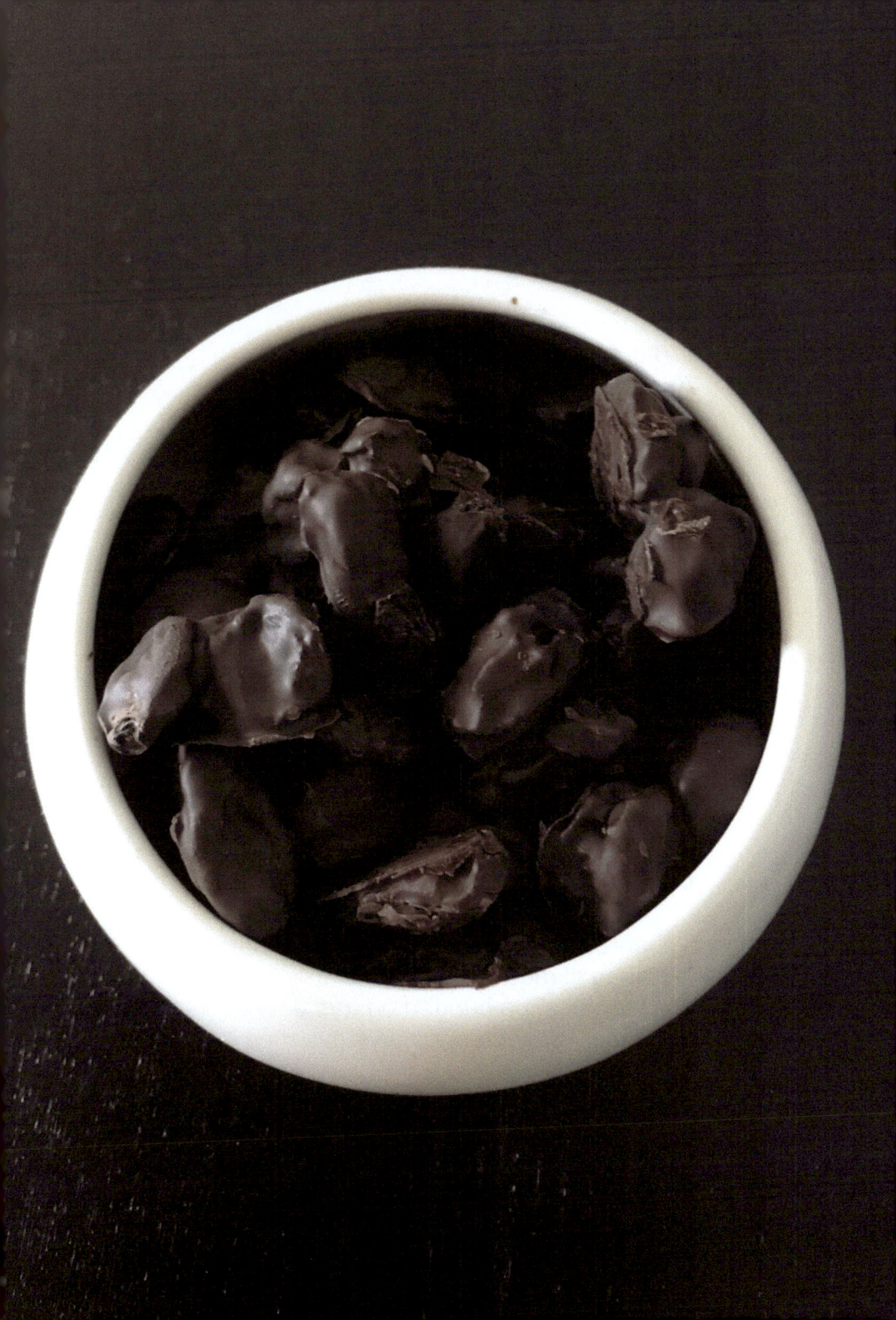

Raw Islagkage med lakrids og nøddebund

Du skal bruge

Bund :
- 170 g. hasselnødder
- 70 g. dadler (dem fra kasse)
- 70 g. kokospalmesukker
- 1 dl. kokosolie

Smelt kokosolien. Alle ingredienser kommes i en foodprocessor og der køres til du har en ensartet masse. Tryk massen ud i et jævnt lag, i en springform på ca. 18 cm i diameter. Stil herefter springformen i køleskabet ca. 1 time.

Is :
- 2 stk. avocado
- 1 ds. kokosmælk
- 3 spsk. raw cacao
- 4 spsk. honning eller agave sirup
- 1 1/2 spsk. Lakrids granulat
- 1 tsk. vanilje pulver

Blend alle ingredienserne sammen til en ensartet, glat masse og smag til med lakrids granulat.
Hæld ismassen ovenpå bunden og frys det hele i minimum 8 timer før servering. Drys evt. med lakrids granulat, som på billedet.

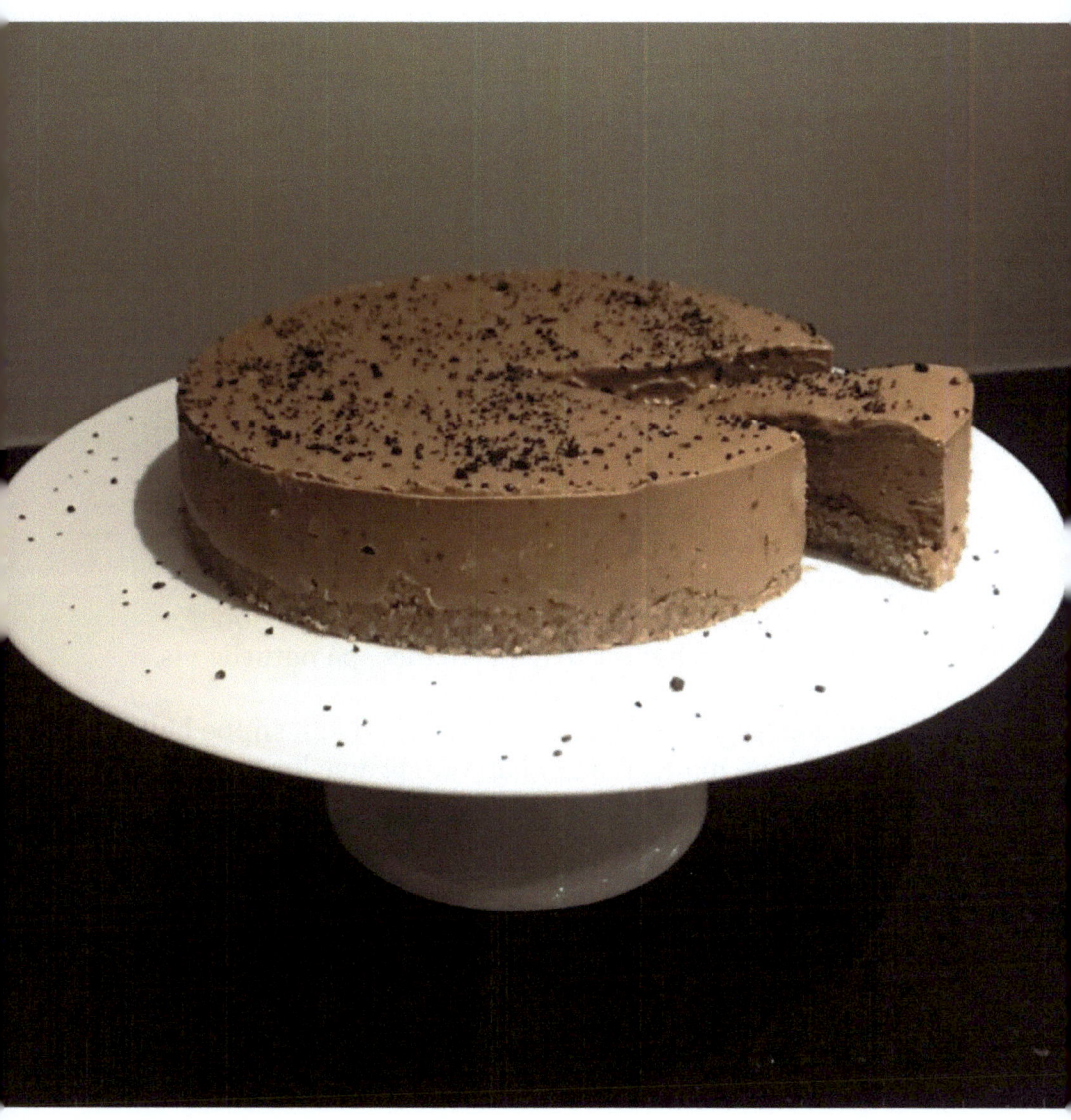

OM MIG

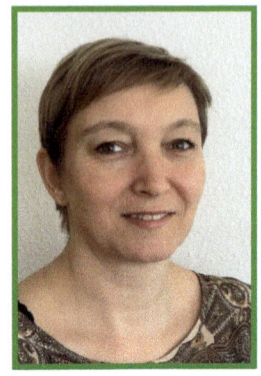

Mit navn er Heidi Hviid.
Jeg er uddannet tandlæge,
Kostvejleder og slankekonsulent samt
Komplementær Hormonterapeut.
Til daglig arbejder jeg i min hormonterapiklinik, Kost
Krop og Balance, i Dalby og i min tandklinik i Faxe.

Jeg har i mange år interesseret mig for sundhed, og jeg
synes det er fantastisk, hvad kroppen kan, når bare vi
giver den, de rette næringsstoffer.

Har vi hormonelle ubalancer, mener jeg derfor, at det er
vigtigt at hjælpe og understøtte kroppens funktioner,
således at den bringes tilbage i balance, på naturlig vis.

Det er selvfølgelig ikke alle sygdomme vi kan slippe helt
for, på denne måde, men vi kan ofte bringe kroppen
tættere på sin naturlige balance og derved reducere
symptomerne, således at de bliver mere tålelige at leve
med.

Du kan læse mere om mine konsultationer og finde flere
opskrifter på min hjemmeside.
www.kostkropogbalance.d